彼拉提斯解剖書
PILATES ANATOMY

艾比・埃爾渥斯博士／著
by Dr. Abby Ellsworth

國家圖書館出版品預行編目（CIP）資料

按摩解剖書 / 艾比‧埃爾渥斯(Abby Ellsworth)
著；王怡璇譯.
-- 二版. -- 新北市：木馬文化出版：
遠足文化發行, 2018.06
面；　公分
譯自：Pilates anatomy
ISBN 978-986-359-533-5(平裝)

1.運動健康

411.71　　　　　　　107007132

彼拉提斯解剖書
PILATES ANATOMY

作　　者 ◎ 艾比‧埃爾渥斯 (Dr. Abby Ellsworth)

譯　　者 ◎ 王怡璇

執 行 長 ◎ 陳蕙慧

副總編輯 ◎ 李欣蓉

社　　長 ◎ 郭重興

發行人兼出版總監 ◎ 曾大福

出　　版 ◎ 木馬文化事業股份有限公司

發　　行 ◎ 遠足文化事業股份有限公司

地　　址 ◎ 23141新北市新店區民權路108-3 號 8 樓

電　　話 ◎ (02)22181417

傳　　真 ◎ (02)22188057

郵撥帳號 ◎ 19588272木馬文化事業股份有限公司

法律顧問 ◎ 華洋國際專利商標事務所　蘇文生律師

印　　刷 ◎ 成陽印刷股份有限公司

初　　版 ◎ 2012年4月

二　　版 ◎ 2018年6月

定　　價 ◎ 380元

彼拉提斯解剖書
PILATES ANATOMY

艾比・埃爾渥斯博士／著
by Dr. Abby Ellsworth

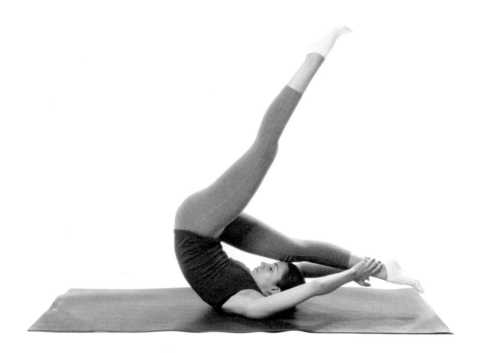

目錄 CONTENTS

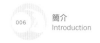

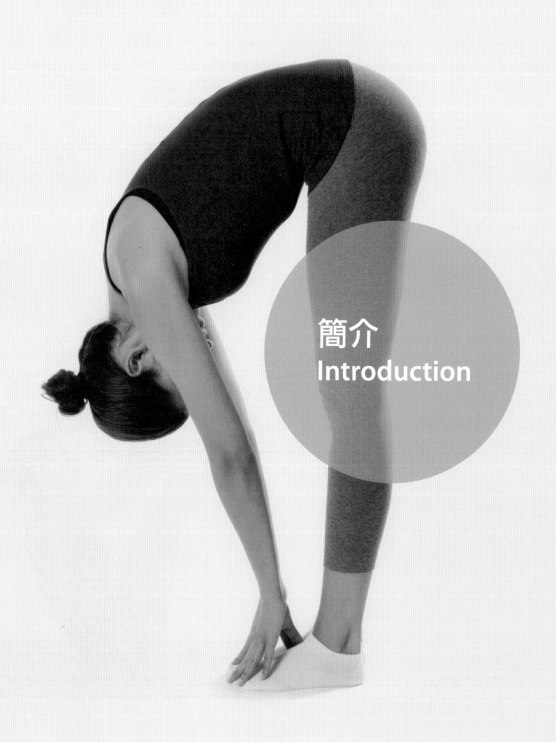

簡介
Introduction

　　自從喬瑟夫·彼拉提斯（Joseph Pilates）在近一個世紀前發展出身體調理法開始，彼拉提斯便成為塑身與健身最受歡迎的方式之一。越來越多人不僅接受彼拉提斯是充滿活力和有趣的塑身方式，而且能發現他們從不知道的身體奧秘。彼拉提斯以六個原則為基礎的大量運動提供了無窮的可能性。當你翻閱這本書時，請記得書中所呈現的運動只是彼拉提斯簡介。數以千計的運動與無盡的變化，使得彼拉提斯可以根據每個人的需要輕易地設計。然而，一定要依循六個基本原則。

　　彼拉提斯解剖書強調了一些被認為是「古典」彼拉提斯訓練基礎的主要運動。這些基礎運動奠定了根基，讓你的彼拉提斯體驗如預期中的進步。

　　有許多方式可以使用本書。身為新手，在進入較困難的動作前，你要專注在基本原則。如果你已經有良好的彼拉提斯知識，你會發現許多可以加入日常練習的動作。

　　步驟圖以及標示在個別練習中所使用的肌肉的解剖學圖解，引導你完成練習動作。每個練習都標示了貼心提示，能夠讓你容易針對身體特定區域做加強。運動分為三級—初級、中級和高級；每個單元都有運動步驟，能讓你隨著進度檢測技巧。

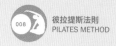
彼拉提斯法則 THE PILATES METHOD

彼拉提斯法則以強化你的核心或「中心」為目標，拉長脊椎、建立肌肉強度並增加身體意識。依循以下六個原則，可以幫助你獲得這些益處同時保持安全。

① 控制 CONTROL

喬瑟夫・彼拉提斯（Joseph Pilates）原來稱他的運動法為控制學。控制原則為他運動系統中的重點。控制對於我們所作的每件事都是重要的；特別是在彼拉提斯墊上運動。在每個動作的開始與結束都是很重要的，因為墊上運動是藉由你身體的重量與地心引力所提供的反作用力來進行的。

在運動時，你的肌肉、位置與速度的控制帶來成效並保持安全。這些規則不僅適用於動作本身，在練習的轉換上也適用。藉著熟悉控制的原則，在整個運動過程中訓練你的肌肉，以維持肌肉強壯、修長，避免肥短。當專注於控制，你也幫助身體招集「小幫手」肌肉，也稱為輔助肌，這些肌肉會協同運作。這些輔助肌是運動中維持協調與平衡的重點。

② 呼吸 BREATH

你曾發現自己在提重物或進行一個困難的任務時憋氣嗎？憋氣增加肌肉與脊柱的壓力並且改變心律與血壓。深而持續的呼吸對於流暢的運動、適當的肌肉平衡與整體健康而言是不可或缺的。

大多數人不知道如何正確呼吸，導致僅使用了可用肺活量的一半。呼吸短淺是許多外在因子，包含壓力、抽菸和久坐生活型態之下的結果。學習如何正確地呼吸是為了健康的生活，和增加肺活量的重要條件。

控制的呼吸是彼拉提斯的核心概念，這個論調使它有別於其他形式的運動。如果你是初學者，對於何時要呼吸、如何呼吸感到困惑，記得這個基本原則：當不確定時，運動中最困難的部份使用吐氣。

彼拉提斯使用了三種主要的呼吸法，每一個都有其目的與益處。當你熟悉呼吸方式與動作時，你的身體會自然地選擇最適合運動的呼吸方式，在一開始，若你覺得不知所措且不確定用何種方式呼吸時請別擔心。

手風琴（側式）或波浪（腹式）呼吸
THE ACCORDION OR BILLOWS BREATHING

將雙手各別放在肋骨兩側。深吸一口氣讓肋腔在你的雙手中往兩側擴展（在中心製造一個大空間）。然後呼出（吐氣），慢慢地縮小肋腔使雙手靠近。將所有氣體排出你的肺，活化你的腹肌。重複動作，練習橫向（側向）擴展肋腔。這個橫向擴展使肋骨在脊椎上維持穩定並保持軀幹平衡。

撞擊式呼吸 PERCUSSIVE BREATHING

扣擊式呼吸法是指吸氣時平緩且深，而吐氣時短促。你應可以在吐氣時感覺腹肌用力從肺部擠出空氣，吐氣時可以發出噓、噓的聲音。這個呼吸法主要運用在百次練習。

均衡的呼吸 EVEN BREATHING

這個技巧可以使你在呼吸時不移動身體的任何部分。吸吐進行時胸腔或腹部不會有太多移動的情形。

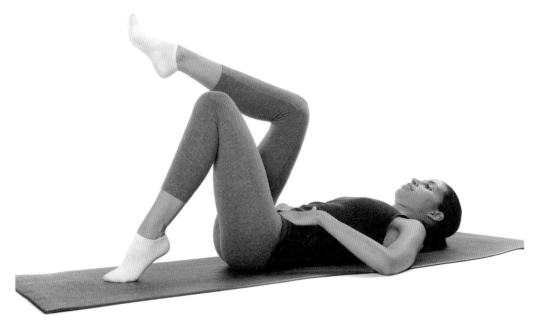

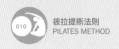
彼拉提斯法則 THE PILATES METHOD

③ 流暢 FLOW OF MOVEMENT

　　彼拉提斯運動的精髓，因為控制及精準，得以自由地活動身體，增強關節與肌肉的柔軟度，進而教導身體以均勻的節奏移動和拉長。調和的動作平穩流暢地整合神經系統、肌肉與關節，並且訓練身體以動態方式平穩的活動。

④ 準確 PRECISION

　　精準的運動結合了控制及空間意識。每個運動的開始與結束都是最重要的。在整個運動裡，所有的練習中身體的位置需要精確定位。這個原則是整個彼拉提斯系統中最重要的一個——準確會幫你從運動中獲得最佳效益，並且保護你免於傷害。

⑤ 集中 CENTERING

　　肚臍往脊椎內縮是引導腹部深層肌肉動作的最佳方式。這些深層肌肉是找到你的中心，並幫助你在每個練習中維持適當的穩定度的重點。一旦你的中心被啟動，精準控制每個動作，你便能做動態的運動。

⑥ 穩定 STABILITY

　　大多數彼拉提斯墊上運動著重在軀幹的穩定度。穩定度是當身體另一個部位移動時，透過限制或防止，維持身體某個部份不動。為了達成穩定，你必須啟動核心肌群預防脊椎移動。允許你的手臂與腿準確地移動，並且在身體其餘部分創造出穩定的表面。

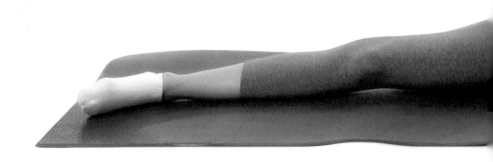

基本必備品 BASIC NECESSITIES

彼拉提斯最棒的是你不需要投資高額健身會員費用及高科技器材便能達成絕佳的成效。雖然許多彼拉提斯運動會使用健身球、彈力帶和其他特別器材，你真正需要的是舒適的衣服、健身用軟墊，和一個可以容許你伸展的空間。

軟墊 MATS

保護脊椎是重點，因此記得在軟墊或厚度足以緩衝及支持脊椎骨的墊子上運動。彼拉提斯墊能夠輕易地用不同價格取得，但你也可以在厚地毯或能夠摺疊的長毛毯上運動。

服飾 WHAT TO WEAR

舒適但合身的運動服，如緊身褲、瑜珈褲、伸縮短褲和背心上衣為佳。緊身服能夠讓你看到肌肉動作，避免隨意飄動的衣服阻礙你的運動。避免衣服上有鈕扣和其他硬物，你應不希望在你捲坐起身或翻滾時感覺到金屬刺進你的背部！至於女性，前扣式運動胸罩或有襯墊的運動上衣遠比一般後扣式胸罩舒適。彼拉提斯傳統是以赤腳進行，但是如果你在健身房或健康俱樂部健身，記得遵守政策：基於衛生考量許多場地禁止打赤腳。有很多款式的襪子可供選擇─大多是防滑襪，可避免在軟墊上滑動。

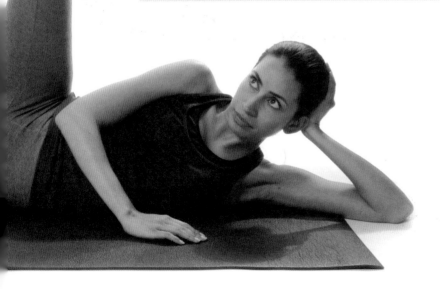

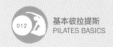
基礎 BASICS

基本彼拉提斯 PILATES BASICS

除了彼拉提斯的六個核心原則之外，還有一些你會不斷回顧的基礎與身體姿勢。花些時間記得這些術語，避免不熟悉的用語或姿勢，浪費你寶貴的健身時間。與原則雷同，在所有暖身與運動的階段，將這些基本概念牢記在心是有幫助的。確保你的脊椎與腹部正確地收縮，每個運動的啟始及結束，都在適當的位置，會帶來成功的結果。

自然的脊椎 NEUTRAL SPINE

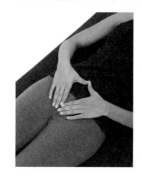

「保持自然的脊椎」意味著維持脊椎位置的自然弧度。把雙手放在恥骨和髖骨上的三角位置可使骨盆居中。

拉長 Lengthening

拉長延伸了身體部位，盡可能地創造出空間與肌肉長度。

仰臥姿 SUPINE POSITION

採仰臥姿你必須背部平躺。

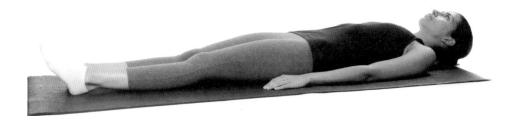

俯臥姿 PRONE POSITION

採取俯臥姿你必須腹部躺平。

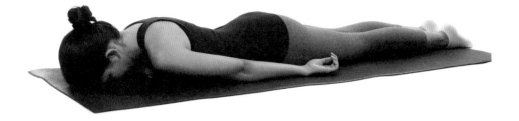

C曲線 C CURVE

「C」描述的是你的胃挖空後背部或脊椎所形成的輪廓。這個姿勢使你脊椎周圍的肌肉伸展。

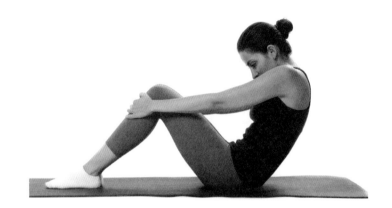

腹部收縮 SCOOPING ABDOMINALS

收縮腹部就像拉緊運動褲的鬆緊帶一般。收縮的動作集合四塊腹肌，進而壓縮腹腔壁幫助支撐背部。

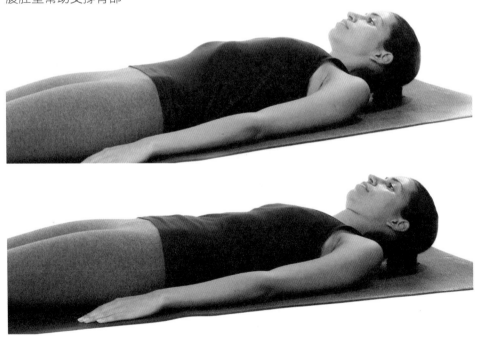

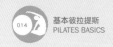

基本彼拉提斯 PILATES BASICS

平衡點 BALANCE POINT

平衡點就是當雙腳抬起，手臂放在小腿或空中時，身體能在骨盆上平衡。

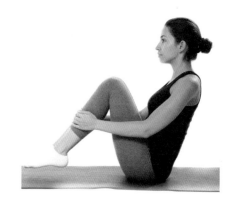

一節一節地活動 ARTICULATION

「連結」是指一次移動一個區段且獨立的活動。這個術語最常指脊椎和脊柱上下捲的動作。

脊椎疊疊樂 STACKING THE SPINE

堆疊脊椎是指從軀幹一個部位(肩膀或臀部)，在身體前彎位置，脊柱一節一節往上直到脊椎成一直線。

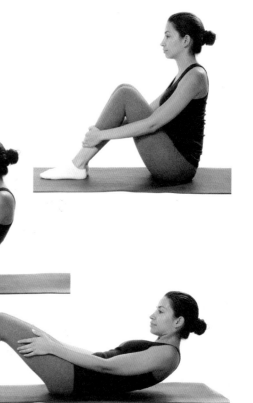

平行位置PARALLEL POSITION VS. 外轉位置TURNOUT POSITION

在外轉位置，腳後跟輕觸，腳趾朝身體的外側，髖關節外轉去外轉雙腳。

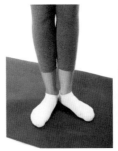
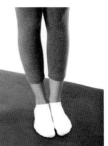

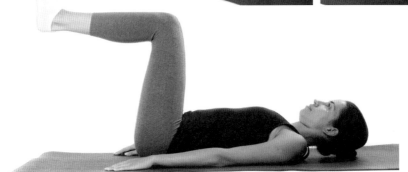

桌面位置 TABLETOP POSITION

當你在仰臥姿，雙腳抬起，髖關節和膝關節彎曲在90度角，雙腳看起來像放在桌上。小腿應平行於地板，雙腳彎曲。腳趾尖挺直在空中。

阻抗 OPPOSITION

在彼拉提斯運動，「阻抗」是指自己的身體和自己互推，建立阻抗能力或者在運動中抵制一個動作。

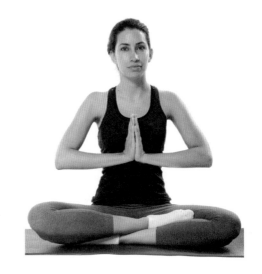

　　有效率的預備動作是保證你能有個安全的、有效的、以及滿意的健身最重要的事情之一。任何一個運動，暖身與肌肉伸展是不可或缺的—在彼拉提斯運動中，適當的暖身區隔了一般和劇烈運動。因本書中的練習與運動，常需要在連續且持續一段時間中，使用非常特定的肌肉，儘可能你的全身是已預備好且是靈活的。由這些伸展開始是學習並強化彼拉提斯核心原則的絕佳方式：控制、呼吸、流暢、準確、集中與穩定。當你在暖身時運作這些肌肉，試著練習時，維持如書上所述，全程有相同的專注、意識與精簡的動作。不久你會開始發現練習與你的肌肉之間出人意外的相似之處與關聯——你的身體會更苗條更柔軟。

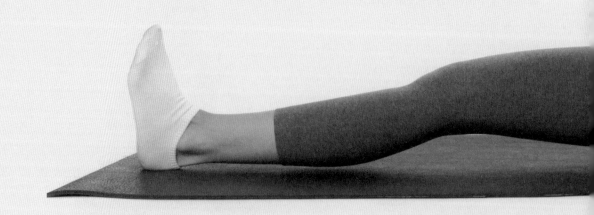

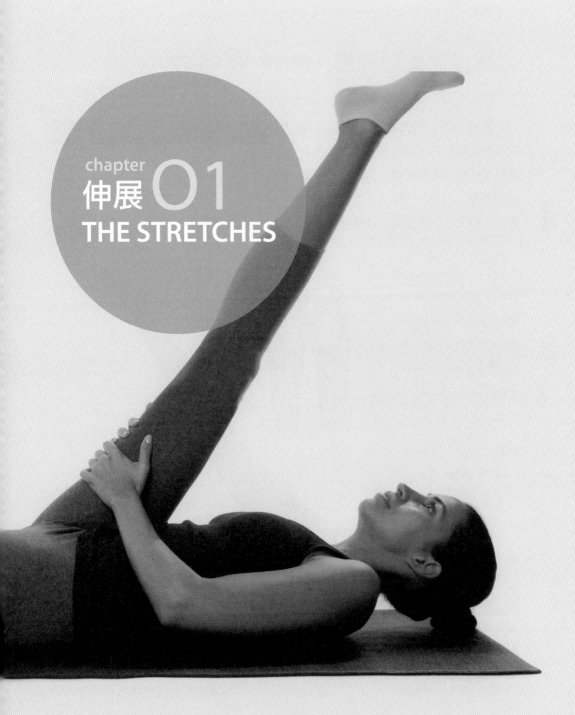

chapter
伸展 01
THE STRETCHES

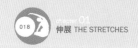
大腿後側肌群伸展 HAMSTRING STRETCH

這個簡單且有效的伸展，針對本書中許多腿部肌肉運動做準備，是很重要的。注意別過度使用股二頭肌、半腱肌和半膜肌—極為熟知的「大腿後側肌群」。緩慢、謹慎的伸展為最佳方式。

正確動作
注意 •下背部平躺於地 **避免** •過度後拉伸展的腳使另一腳抬離軟墊。

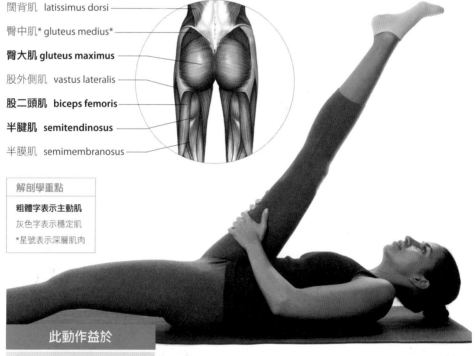

閣背肌 latissimus dorsi
臀中肌* gluteus medius*
臀大肌 gluteus maximus
股外側肌 vastus lateralis
股二頭肌 biceps femoris
半腱肌 semitendinosus
半膜肌 semimembranosus

解剖學重點
粗體字表示主動肌
灰色字表示穩定肌
*星號表示深層肌肉

此動作益於

- 股二頭肌 biceps femoris
- 半腱肌 semitendinosus
- 半膜肌 semimembranosus
- 臀大肌 gluteus maximus

❶ 背部平躺，用手扶住膝蓋背面同時抬高腳。

❷ 慢慢地伸直膝蓋直到感覺大腿後側拉緊。

❸ 動作持續15秒然後每邊重複步驟各三次。

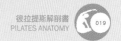
髂脛束伸展 ITB STRETCHES

髂脛束或稱為ITB，是粗條狀結締組織橫過髖關節並且向下延伸依附在膝蓋、脛骨和股二頭肌肌腱上。髂脛束可穩定膝蓋及髖部外展。在嘗試任何下半身姿勢或練習前進行這個伸展。

臀大肌
gluteus maximus

髂脛束
iliotibial band

股二頭肌
biceps femoris

股直肌
rectus femoris

股外側肌
vastus lateralis

腓腸肌
gastrocnemius

比目魚肌
soleus

解剖學重點
粗體字表示主動肌
灰色字表示穩定肌
*星號表示深層肌肉

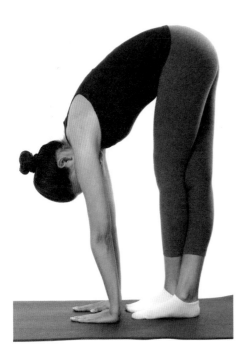

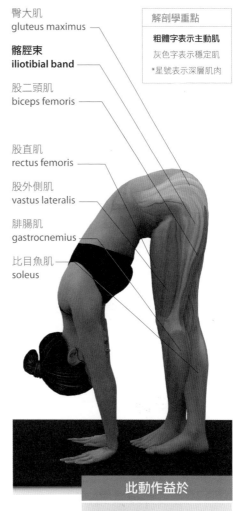

此動作益於

- 髂脛束 iliotibial band
- 股二頭肌 biceps femoris
- 臀大肌 gluteus maximus
- 股外側肌 vastus lateralis

❶ 站立，左腳交叉在右腳前方。
❷ 彎腰保持雙膝伸直，雙手向地面伸長。
❸ 持續15秒每邊重複動作三次。

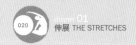
髖屈肌伸展 HIP FLEXOR STRETCH

改善髖部柔軟度是任何彼拉提斯課程的基石。進行其他練習前先進行這個伸展能確保髖部柔軟。

正確動作
注意 • 頭至臉部面向前方，你的背部保持垂直。 **避免** • 膝蓋超過你的腳踝。你的小腿與軟墊所形成的角度不應超過90度。

❶ 採跪姿，一腳向前，腳掌放在膝蓋前面。

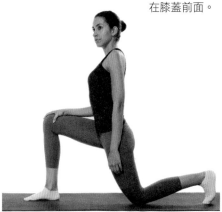

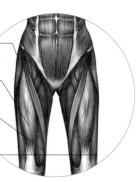

闊筋膜張肌
tensor fascia latae

股直肌
rectus femoris

股內側肌
vastus medialis

股二頭肌
biceps femoris

❷ 慢慢地向前傾，骨盆下壓直到髖部前方感覺拉緊（伸展）。持續15秒，每邊重複步驟三次。

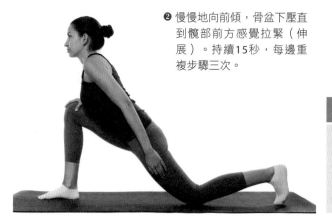

解剖學重點
粗體字表示主動肌 灰色字表示穩定肌 *星號表示深層肌肉

此動作益於
• 股二頭肌 biceps femoris • 半腱肌 semitendinosus • 半膜肌 semimembranosus • 臀大肌 gluteus maximus

股四頭肌伸展 QUADRICEPS STRETCH

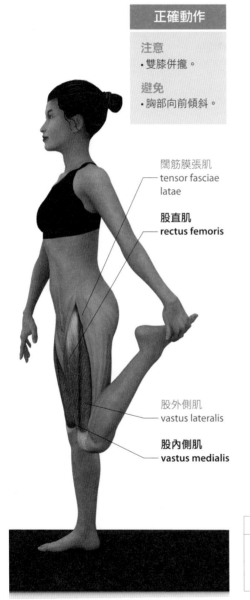

正確動作

注意
• 雙膝併攏。

避免
• 胸部向前傾斜。

閣筋膜張肌
tensor fasciae latae

股直肌
rectus femoris

股外側肌
vastus lateralis

股內側肌
vastus medialis

　　股四頭肌，四條肌肉組成（股內側肌、股中間肌、股外側肌與股直肌）位於大腿前方，為了讓腿部達到完全拉長與柔軟度，必須使其伸展。挺直站立不傾斜或搖動，可以幫助增進平衡。

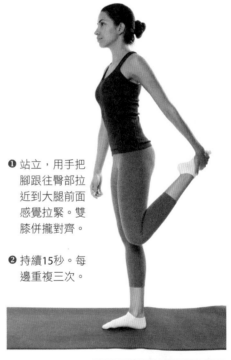

❶ 站立，用手把腳跟往臀部拉近到大腿前面感覺拉緊。雙膝併攏對齊。

❷ 持續15秒。每邊重複三次。

解剖學重點

粗體字表示主動肌

灰色字表示穩定肌

*星號表示深層肌肉

此動作益於

• 股直肌 rectus femoris
• 股外側肌 vastus lateralis
• 股內側肌 vastus medialis

跑者伸展 RUNNER'S STRETCH

跑者與運動員每天仰賴這個伸展，而它對彼拉提斯也一樣有效。針對整個腿部的柔軟度，不要忘記這個運動。

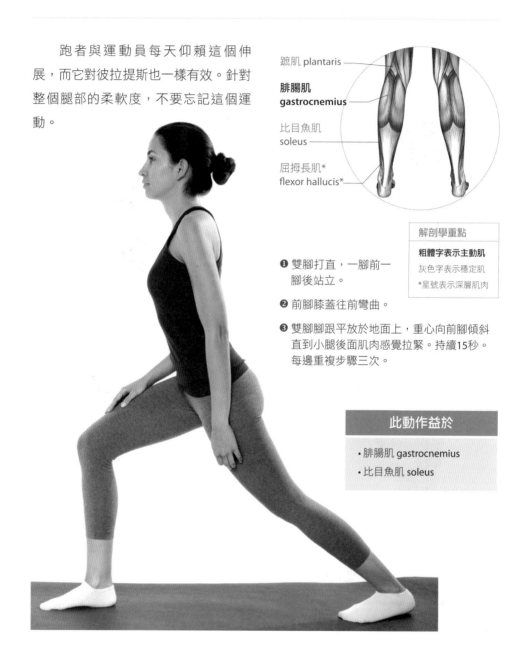

蹠肌 plantaris
腓腸肌 gastrocnemius
比目魚肌 soleus
屈拇長肌* flexor hallucis*

解剖學重點
粗體字表示主動肌
灰色字表示穩定肌
*星號表示深層肌肉

❶ 雙腳打直，一腳前一腳後站立。

❷ 前腳膝蓋往前彎曲。

❸ 雙腳腳跟平放於地面上，重心向前腳傾斜直到小腿後面肌肉感覺拉緊。持續15秒。每邊重複步驟三次。

此動作益於
‧腓腸肌 gastrocnemius
‧比目魚肌 soleus

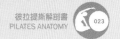
比目魚肌伸展 SOLEUS STRETCH

　　小腿比目魚肌伸展特別著重於膝蓋彎曲時比目魚肌狀態。這個伸展改善柔軟度同時也能增進跑步的速度。

正確動作

注意
• 隨著伸展傾斜時胸部保持直立。

避免
• 腳踝抬離地面。

解剖學重點

粗體字表示主動肌

灰色字表示穩定肌

*星號表示深層肌肉

腓腸肌
gastrocnemius

❶ 一腳向後約一個跨步距離站立，膝蓋彎曲。

❷ 另一腳膝蓋向前彎曲。

❸ 兩腳腳跟平放於地面，後腳膝蓋彎曲時身體前傾。一旦感覺拉緊，保持姿勢15秒。重複伸展三次。換腳並重複動作三次。

比目魚肌 soleus

腓骨長肌 peroneus longus

屈拇長肌 flexor hallucis longus

此動作益於

• 比目魚肌 soleus
• 腓腸肌 gastrocnemius

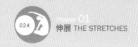

梨狀肌伸展 PIRIFORMIS STRETCH

梨狀肌是夾在臀肌之間的小肌肉。藉著躺在軟墊上平均地分散身體重量，你能夠獲得有效而控制的伸展。

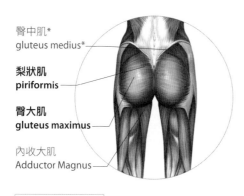

臀中肌*
gluteus medius*

梨狀肌
piriformis

臀大肌
gluteus maximus

內收大肌
Adductor Magnus

解剖學重點
粗體字表示主動肌
灰色字表示穩定肌
*星號表示深層肌肉

正確動作

注意
• 臀部放鬆讓你能更深入地伸展。
• 膝蓋慢慢地往胸前拉近。

❶ 背部平躺膝蓋彎曲。

❷ 腳踝跨過另一側膝蓋，放在大腿上。雙手抱住在地板上大腿。

❸ 輕輕地將大腿拉到胸前直到臀部感覺伸展。持續15秒然後換邊。換另一腳重複相同步驟。

此動作益於

• 梨狀肌 piriformis
• 臀大肌 gluteus maximus
• 臀中肌 gluteus medius

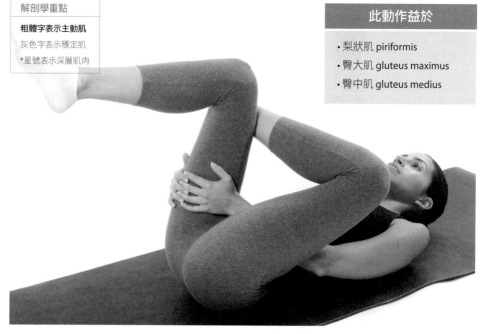

腰部伸展 LUMBAR STRETCH

　　利用這個伸展舒張你的背部並且
增加難以觸及區域的柔軟度。若你的膝
蓋無法碰到地板，試著讓他們儘量靠近
即可。

此動作益於

- 腰方肌 quadratus lumborum
- 腹外斜肌 obliquus externus
- 豎脊肌 erector spinae

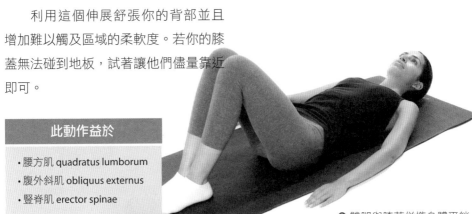

❶ 雙腿與膝蓋併攏身體平躺
　於地，膝蓋彎曲。

❷ 膝蓋慢慢地從一側轉向另一側，直
　到下背部至臀部感覺拉緊或膝蓋碰
　觸到地面。重複10次。

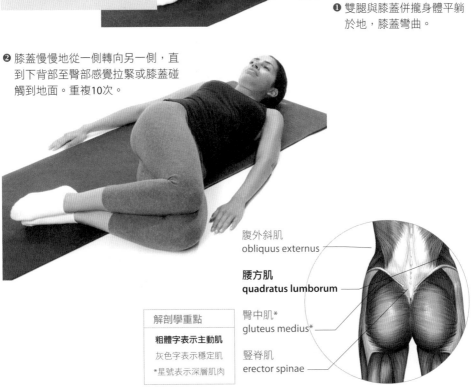

解剖學重點

粗體字表示主動肌
灰色字表示穩定肌
*星號表示深層肌肉

腹外斜肌
obliquus externus

腰方肌
quadratus lumborum

臀中肌*
gluteus medius*

豎脊肌
erector spinae

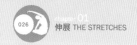

脊椎伸展 I SPINE STRETCH I

這個伸展增加脊椎的
長度與柔軟度,是本書中
所有的練習的重點。要注
意在整個伸展過程肩膀貼
緊軟墊。

三角肌 deltoideus
闊背肌 latissimus dorsi
豎脊肌 erector spinae
腰方肌
quadratus lumborum
闊筋膜張肌
tensor fasciae latae
髂脛束 iliotibial band
股外側肌 vastus lateralis

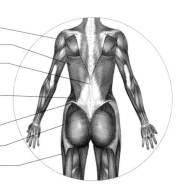

❶ 背部平躺一腿伸直另一腿彎
曲,把彎曲的腳板放在前小
腿上。

解剖學重點
粗體字表示主動肌
灰色字表示穩定肌
*星號表示深層肌肉

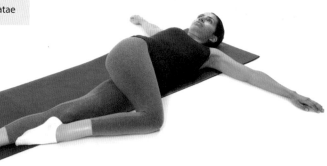

此動作益於

- 腰方肌 quadratus lumborum
- 豎脊肌 erector spinae
- 股外側肌 vastus lateralis
- 髂脛束 iliotibial band
- 闊筋膜張肌 tensor fasciae latae

❷ 雙手展開平放在地板上,慢慢地將彎曲的
腿翻轉過身體直到你的下背部至臀部間的
區域感覺拉緊。

❸ 持續15秒,每邊重複步驟三次。

正確動作

注意
- 下背部放鬆。

避免
- 使你的肩膀離開軟墊。

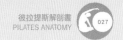
肱三頭肌伸展 TRICEPS STRETCH

❶ 站立，一邊手臂抬高，彎曲放在頭後面。

❷ 雙肩保持放鬆，用另一隻手輕拉抬高的手肘。

❸ 手肘持續向下拉直到你感覺肩膀下方伸展。維持15秒然後每邊手臂重複三次。

這個簡單的伸展是針對任何上半身或仰賴手臂力量與穩定姿勢練習的重點，例如平板式。

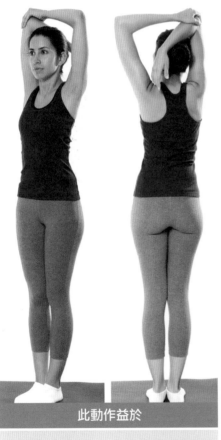

此動作益於

· 三角肌 deltoideus
· 棘下肌 infraspinatus
· 大圓肌 teres major
· 小圓肌 teres minor

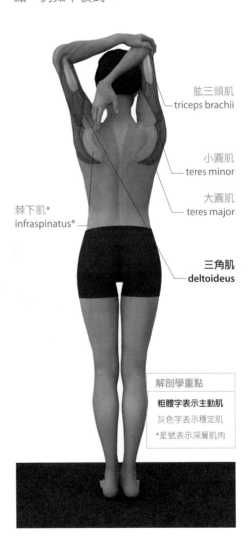

肱三頭肌
triceps brachii

小圓肌
teres minor

大圓肌
teres major

棘下肌*
infraspinatus*

三角肌
deltoideus

解剖學重點

粗體字表示主動肌
灰色字表示穩定肌
*星號表示深層肌肉

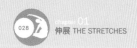
闊背肌伸展 LATISSIMUS DORSI STRETCH

❶ 雙手交扣高舉過頭。

❸ 緩慢地完成一個圓圈。每個方向重複步驟三次。

❷ 用軀幹畫圓同時雙手向外推。

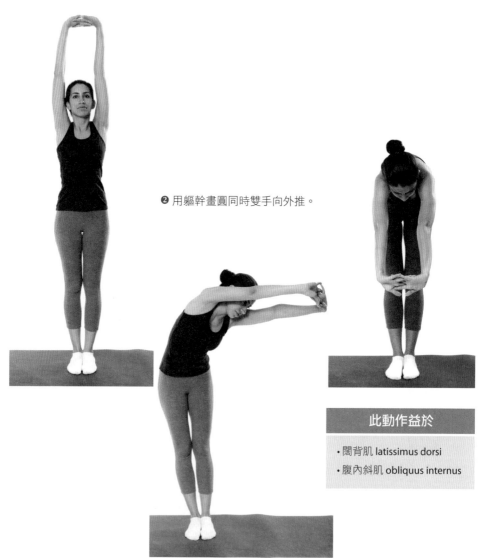

此動作益於

• 闊背肌 latissimus dorsi
• 腹內斜肌 obliquus internus

闊背肌是條從肩膀背面延伸至脊椎中心的寬狀肌肉。這塊肌肉的伸展常常被忽略了，但卻是減緩因姿勢不良而產生的僵硬、緊繃很重要的關鍵。

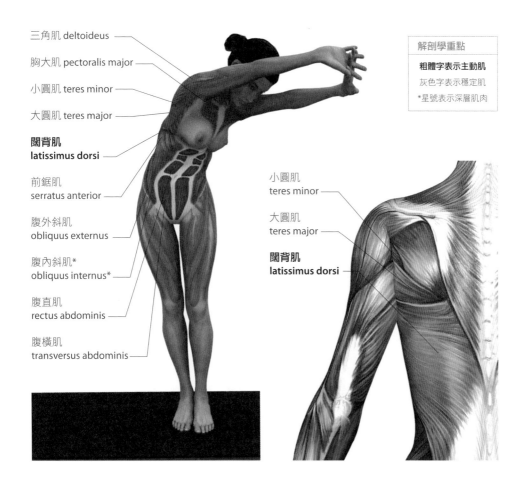

三角肌 deltoideus

胸大肌 pectoralis major

小圓肌 teres minor

大圓肌 teres major

闊背肌
latissimus dorsi

前鋸肌
serratus anterior

腹外斜肌
obliquus externus

腹內斜肌*
obliquus internus*

腹直肌
rectus abdominis

腹橫肌
transversus abdominis

解剖學重點

粗體字表示主動肌
灰色字表示穩定肌
*星號表示深層肌肉

小圓肌
teres minor

大圓肌
teres major

闊背肌
latissimus dorsi

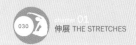
屈頸前彎 NECK FLEXION

在許多彼拉提斯練習中頸部與脊椎同等重要。屈頸前彎伸展著重在保持頸部長而靈活，避免疼痛並消除不必要的壓力。

正確動作
注意 • 放鬆你的肩膀肌肉。 **避免** • 你的手過度往下拉—這是個柔和的伸展。

❶ 一手放在頭上慢慢地使下巴靠近胸口，直到你感覺頸部後面拉緊。

❷ 維持15秒並重複三次。

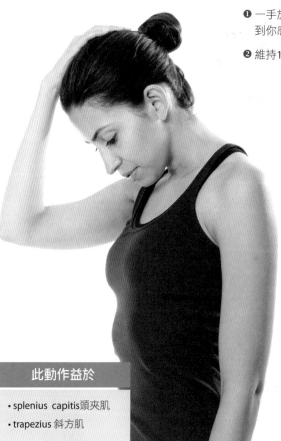

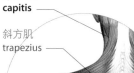

頭夾肌
splenius capitis

斜方肌
trapezius

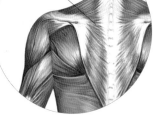

此動作益於
• splenius capitis頭夾肌 • trapezius 斜方肌

解剖學重點
粗體字表示主動肌 灰色字表示穩定肌 *星號表示深層肌肉

側彎伸展 SIDE-BEND STRETCH

此動作益於

- 斜角肌 scalenus
- 胸鎖乳突肌 sternocleidomastoid
- 斜方肌 trapezius

延續頸部伸展系列，這個伸展目的為增加頸部周圍的整體靈活。一手放在背後維持平衡鎖定頸部。

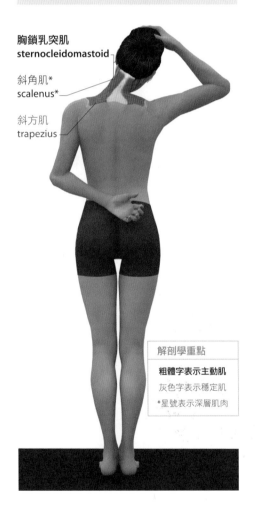

胸鎖乳突肌
sternocleidomastoid

斜角肌*
scalenus*

斜方肌
trapezius

解剖學重點

粗體字表示主動肌

灰色字表示穩定肌

*星號表示深層肌肉

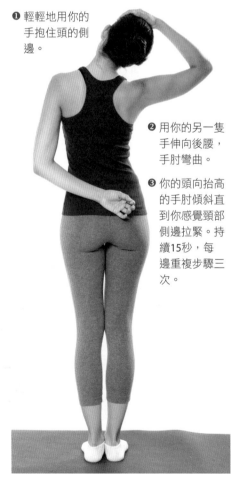

❶ 輕輕地用你的手抱住頭的側邊。

❷ 用你的另一隻手伸向後腰，手肘彎曲。

❸ 你的頭向抬高的手肘傾斜直到你感覺頸部側邊拉緊。持續15秒，每邊重複步驟三次。

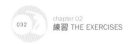

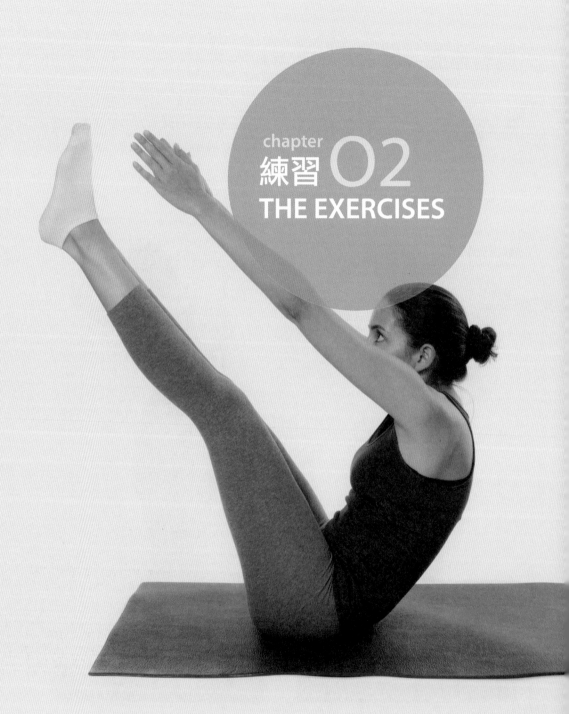

chapter
練習 02
THE EXERCISES

　　本書中的練習分為三個技巧等級：初級、中級與高級。如果你才剛開始探索彼拉提斯，在熟悉了暖身與緩和伸展後從初級練習開始。以前有過彼拉提斯訓練的，你可以安心地略過初級進入中級或高級章節—許多你已熟練的動作將能提供一個良好的基礎，以進行更具挑戰性的練習。

　　留意每個練習中伴隨的特定技巧與建議。在嘗試任何一個彼拉提斯練習前熟悉這些訊息是個好主意—如此一來你便全然知道該注意什麼、避免什麼。再者，假如你感到疼痛或受傷，何時該停止練習。

　　這些章節的發展是為了加強彼拉提斯一你會獨立練習單一肌肉開始進行初級動作，當練習變得更具挑戰後你會同時運用許多肌肉群。這些練習的目標一致，也就是—藉著柔軟度、肌肉長度、與反覆練習獲得更好的身體控制。

初級 BEGINNER

半捲曲 HALF CURL

半捲曲是個可以強化核心肌群的簡單腹肌運動,在肌肉張力增加時,要保護你的背部。

此動作益於
• 腹直肌 rectus abdominis
• 闊背肌 latissimus dorsi
• 胸大肌 pectoralis major
• 胸骨舌骨肌 sternohyoid
• 胸鎖乳突肌 sternocleidomastoid
• 三角肌 deltoideus
• 肱二頭肌 biceps brachii
• 肱三頭肌 triceps brachii

❶ 背躺平,膝蓋彎曲、手臂平放於身體兩側。雙腿併攏夾緊雙腳平放於地面。

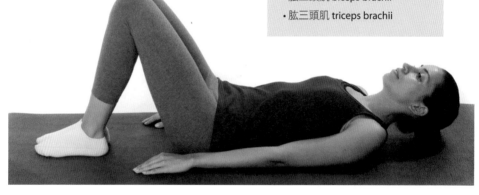

❷ 上腹部用力,使捲曲上背部與肩膀離開軟墊。維持你的手臂與地板平行,下背部貼在軟墊上。

❸ 靜止2秒鐘然後重複10次。

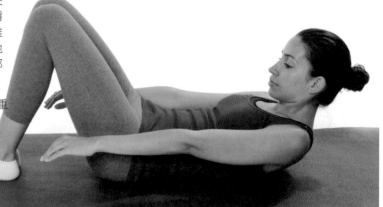

正確動作

注意
· 保持手臂與地板平行。

避免
· 頸部過於向前彎曲。
· 讓你的腳抬離地板。

肱二頭肌
biceps brachii

三角肌
deltoideus

胸大肌
pectoralis major

腹直肌
rectus abdominis

腹外斜肌 obliquus externus

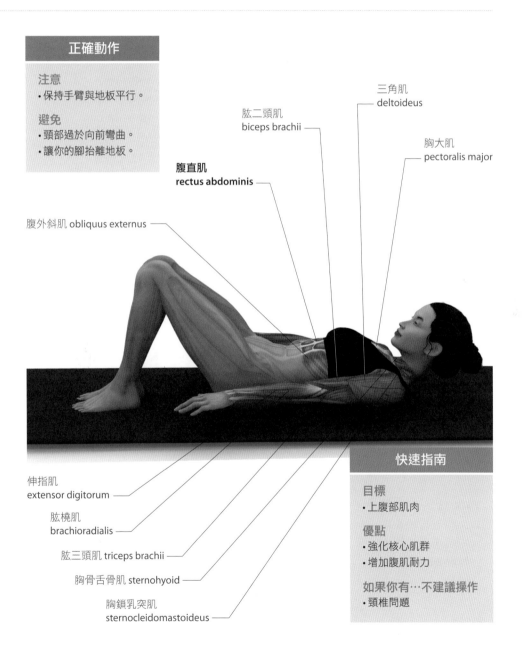

伸指肌
extensor digitorum

肱橈肌
brachioradialis

肱三頭肌 triceps brachii

胸骨舌骨肌 sternohyoid

胸鎖乳突肌
sternocleidomastoideus

快速指南

目標
· 上腹部肌肉

優點
· 強化核心肌群
· 增加腹肌耐力

如果你有⋯不建議操作
· 頸椎問題

小碎步 TINY STEPS

經常那些健身者在運動時往往強調上腹部肌肉而忽略了難以觸及的下腹部。小碎步練習藉著增加腿部動作幫助增進穩定度、保護下背部並強化圍繞在臀部周圍的肌肉。

此動作益於
• 腹直肌 rectus abdominis
• 股直肌 rectus femoris
• 臀大肌 gluteus maximus
• 闊筋膜張肌 tensor fasciae latae
• 腹橫肌 transversus abdominis
• 腹內斜肌 obliquus internus

快速指南

目標
• 下腹部肌肉

優點
• 建立下腹部的穩定度，保護你的髖部與下背部。

如果你有…不建議操作
• 下背部刺痛

❶ 仰臥背部平躺，雙膝彎曲雙腳平放在地板上。

❷ 把雙手放在髖骨上，感覺你的臀部是否左右移動。

❸ 吐氣，肚臍向脊椎內縮時，往胸口抬高你的右膝。吸氣並保持姿勢。

❹ 再次吐氣，肚臍持續往脊椎內縮。右腳放到軟墊上同時控制臀部的任何運動。

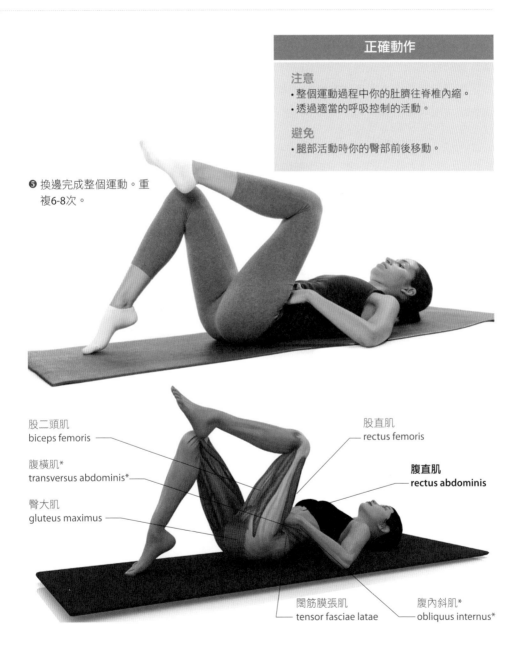

正確動作

注意
• 整個運動過程中你的肚臍往脊椎內縮。
• 透過適當的呼吸控制的活動。

避免
• 腿部活動時你的臀部前後移動。

❺ 換邊完成整個運動。重
複6-8次。

股二頭肌
biceps femoris

腹橫肌*
transversus abdominis*

臀大肌
gluteus maximus

股直肌
rectus femoris

腹直肌
rectus abdominis

闊筋膜張肌
tensor fasciae latae

腹內斜肌*
obliquus internus*

初級 BEGINNER

側抬腿預備式 SIDE LEG LIFT PREP

另一個核心穩定練習，側抬腿預備式幫助緊實並加強腿部和腹部肌力。側抬腿預備式是做為更多進階彼拉提斯運動的基礎的絕佳入門練習。

正確動作

注意
• 胸骨上方與頭部向上提起。

避免
• 讓你的下背部離開地面；換腳時用腹肌來穩定核心。

❶ 右邊身體側躺在軟墊後方邊緣。左手撐高你的頭，用手肘支撐著。右手放在身體前面胸部，提高脖子拉長。

快速指南

目標
• 骨盆穩定肌
• 腹斜肌

優點
• 緊實並拉長腿與軀幹
• 強化核心肌肉

如果你有…不建議操作
• 頸部問題

❷ 縮小腹，肚臍往脊椎內縮。雙腿上抬至空中，大腿內側夾緊。

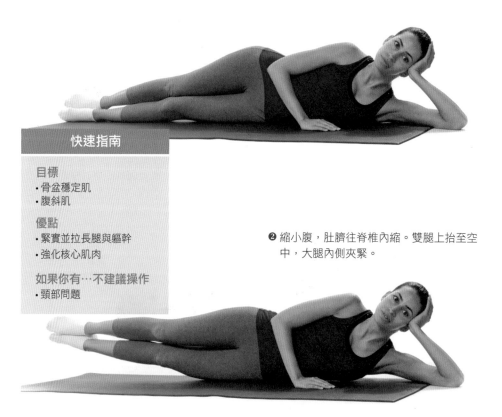

此動作益於

- 腹直肌 rectus abdominis
- 脛前肌 tibialis anterior
- 闊筋膜張肌 tensor fasciae latae
- 腹橫肌 transversus abdominis
- 腹內斜肌 obliquus internus

❸ 控制地將雙腿往前移動，放在軟墊前方邊緣，
而不移動你的軀幹或臀部。雙腿和軀幹在軟墊
上，呈45度角。你的臀部與肩膀要對齊。

❹ 腹部與腿部夾緊，抬起你的腿回到原來的位
置。每邊重複五到六次。

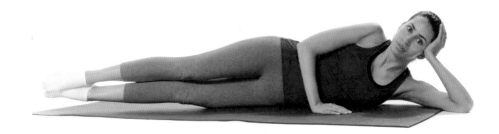

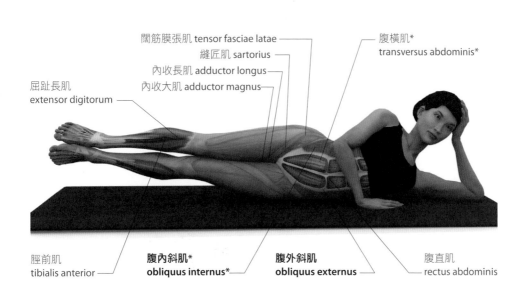

闊筋膜張肌 tensor fasciae latae
縫匠肌 sartorius
內收長肌 adductor longus
內收大肌 adductor magnus
腹橫肌*
transversus abdominis*

屈趾長肌
extensor digitorum

脛前肌
tibialis anterior
腹內斜肌*
obliquus internus*
腹外斜肌
obliquus externus
腹直肌
rectus abdominis

滾動如球 ROLLING LIKE A BALL

滾動如球練習著重於平衡與控制、脊椎連結與伸展。運動的同時也按摩背部，感覺舒服。

❶ 雙腿彎曲腳掌抬離地面坐著，找到你的平衡點。將雙手放在大腿後面。

正確動作

注意
• 在整個運動中彎曲背部。
• 利用你的腹肌保持平衡。

避免
• 使用你的手臂肌肉滾動與平衡你的身體。
• 使你的雙腳觸碰地板。

❷ 用你的下腹部抬高臀部，向後滾到肩膀。

快速指南

目標
• 腹部肌肉

優點
• 按摩背部肌肉
• 加強腹部控制

如果你有⋯不建議操作
• 頸部問題

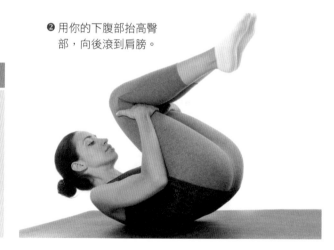

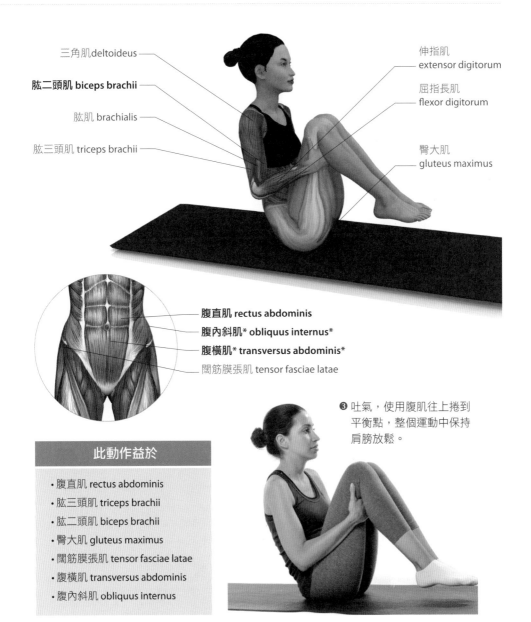

三角肌 deltoideus

肱二頭肌 biceps brachii

肱肌 brachialis

肱三頭肌 triceps brachii

伸指肌
extensor digitorum

屈指長肌
flexor digitorum

臀大肌
gluteus maximus

腹直肌 rectus abdominis

腹內斜肌* obliquus internus*

腹橫肌* transversus abdominis*

闊筋膜張肌 tensor fasciae latae

❸ 吐氣，使用腹肌往上捲到
平衡點，整個運動中保持
肩膀放鬆。

此動作益於

- 腹直肌 rectus abdominis
- 肱三頭肌 triceps brachii
- 肱二頭肌 biceps brachii
- 臀大肌 gluteus maximus
- 闊筋膜張肌 tensor fasciae latae
- 腹橫肌 transversus abdominis
- 腹內斜肌 obliquus internus

脊椎伸展 II SPINE STRETCH II

脊椎伸展是另一個背部向前捲曲的練習。脊椎伸展增加柔軟度，能幫助你預防傷害且獲得較良好的姿勢。

此動作益於

- 臀大肌 gluteus maximus
- 臀中肌 gluteus medius
- 股二頭肌 biceps femoris
- 半腱肌 semitendinosus
- 闊背肌 latissimus dorsi
- 腹內斜肌 obliquus internus

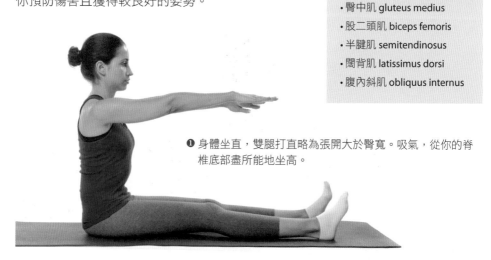

❶ 身體坐直，雙腿打直略為張開大於臀寬。吸氣，從你的脊椎底部盡所能地坐高。

正確動作

注意
- 身體挺直坐在坐骨上。
- 向前伸展及向後上捲時，脊椎一節一節地活動。

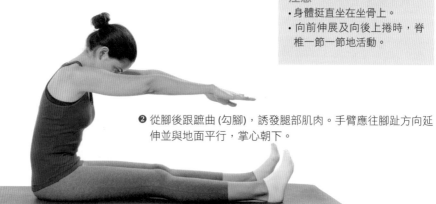

❷ 從腳後跟蹠曲(勾腳)，誘發腿部肌肉。手臂應往腳趾方向延伸並與地面平行，掌心朝下。

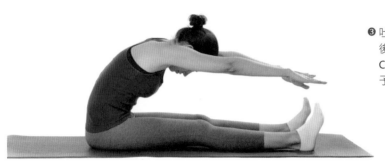

❸ 吐氣，肋骨與腹部向後拉縮，使背部拱成C曲線。頭朝下，脖子拉長。

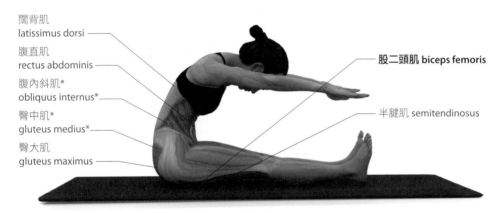

闊背肌
latissimus dorsi

腹直肌
rectus abdominis

腹內斜肌*
obliquus internus*

臀中肌*
gluteus medius*

臀大肌
gluteus maximus

股二頭肌 biceps femoris

半腱肌 semitendinosus

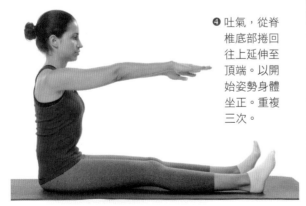

❹ 吐氣，從脊椎底部捲回往上延伸至頂端。以開始姿勢身體坐正。重複三次。

快速指南

目標
• 臀部與大腿後側肌群柔軟度

優點
• 整個脊椎重要的伸展動作，特別是頸部與上背部

如果你有…不建議操作
• 下背部有壓力。大腿後側肌群非常緊繃者，在練習時可坐在折疊毛巾上。

脊椎旋轉 SPINE TWIST

此動作益於

- 股二頭肌 biceps femoris
- 臀大肌 gluteus maximus
- 闊筋膜張肌 tensor fasciae latae
- 腹橫肌 transversus abdominis
- 腹外斜肌 obliquus externus
- 闊背肌 latissimus dorsi
- 大圓肌 teres major
- 腰方肌 quadratus lumborum
- 三角肌 deltoideus
- 股直肌 rectus femoris

脊椎旋轉是增加上半身活動範圍的最佳方式之一。當維持身體在垂直中心軸線時，這個運動可幫助背部及軀幹伸展。

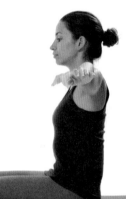

❶ 背挺直，坐在軟墊上。雙腿在身體前方伸直，打開略超過一個臀寬。

❷ 吸氣，從脊椎底盡可能地拉高。想像你的臀部固定在地板上。

❸ 吐氣，隨著下腹部肌肉內縮，從髖部提高軀幹，再從你的腰部向左轉，臀部保持方正貼地。

❹ 吸氣，回到中心。

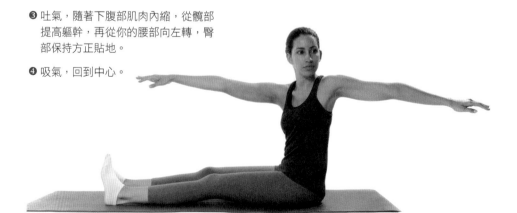

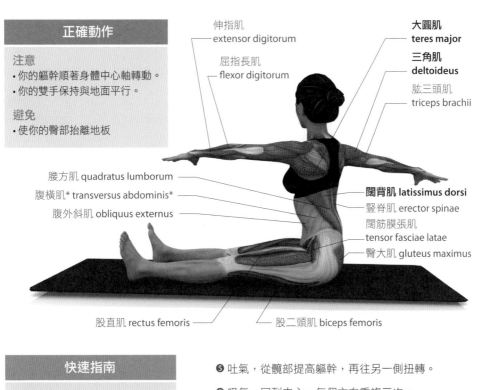

正確動作

注意
• 你的軀幹順著身體中心軸轉動。
• 你的雙手保持與地面平行。

避免
• 使你的臀部抬離地板

伸指肌 extensor digitorum
屈指長肌 flexor digitorum
大圓肌 teres major
三角肌 deltoideus
肱三頭肌 triceps brachii

腰方肌 quadratus lumborum
腹橫肌* transversus abdominis*
腹外斜肌 obliquus externus

闊背肌 latissimus dorsi
豎脊肌 erector spinae
闊筋膜張肌 tensor fasciae latae
臀大肌 gluteus maximus

股直肌 rectus femoris
股二頭肌 biceps femoris

快速指南

目標
• 背部柔軟度

優點
• 強化並拉長軀幹

如果你有…不建議操作
• 背痛。假如你的大腿後側肌群太僵硬無法坐直，放一條毛巾在屁股下，膝蓋微彎。

❺ 吐氣，從髖部提高軀幹，再往另一側扭轉。

❻ 吸氣，回到中心。每個方向重複三次。

初級 BEGINNER

脊椎下捲 ROLL-DOWN

脊椎下捲能使你順利地進入其他練習，同時提升腹部肌力與穩定度。

正確動作

避免
- 讓你的下背部離開地面；換腳時使用腹肌來穩定核心。

此動作益於

- 腹直肌 rectus abdominis
- 闊筋膜張肌 tensor fasciae latae
- 腹內斜肌 obliquus internus
- 腹外斜肌 obliquus externus
- 腹橫肌 transversus abdominis

❶ 採坐姿，膝蓋彎曲雙腳平放在地上。吸氣同時儘你所能地坐直坐正，拉長你的脊椎。

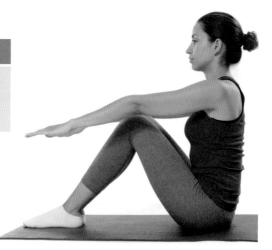

❷ 吐氣，肚臍向脊椎內縮，使你的背部形成一個C曲線，開始捲曲脊椎往後，尾骨縮入身體下方。你的雙手保持伸長在你的前方平行，肩頸放鬆。

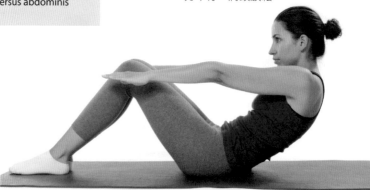

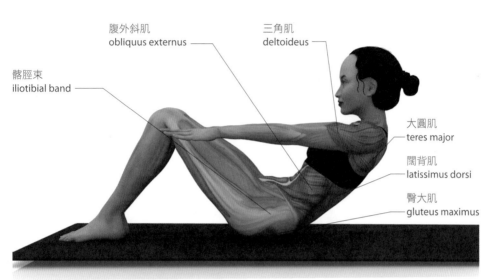

腹外斜肌
obliquus externus

三角肌
deltoideus

髂脛束
iliotibial band

大圓肌
teres major

闊背肌
latissimus dorsi

臀大肌
gluteus maximus

快速指南

目標
- 深層腹部肌肉

優點
- 增強以及誘發深層腹部肌肉
- 伸展脊椎
- 發展控制力

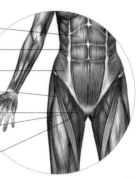

腹直肌 rectus abdominis
腹內斜肌* obliquus internus*
腹橫肌* transversus abdominis*
闊筋膜張肌 tensor fasciae latae
內收大肌 adductor magnus
縫匠肌 sartorius
內收長肌 adductor longus

❸ 當你捲下時,背部維持C曲線並感覺脊柱一節
一節放回到墊上。以仰臥姿勢結束動作。

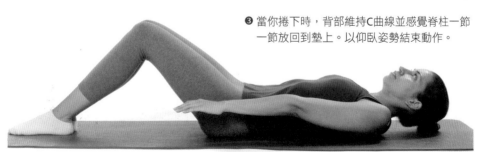

橋式 I BRIDGE I

橋式為強健腿部與臀部的完美練習。活動這些肌肉穩定軀幹，藉著強化無力區域並預防傷害也使下背部受益。

此動作益於	
• 臀大肌 gluteus maximus	• 闊筋膜張肌 tensor fasciae latae
• 股二頭肌 biceps femoris	• 腹橫肌 transversus abdominis
• 股直肌 rectus femoris	• 腹內斜肌 obliquus internus
• 腹直肌 rectus abdominis	

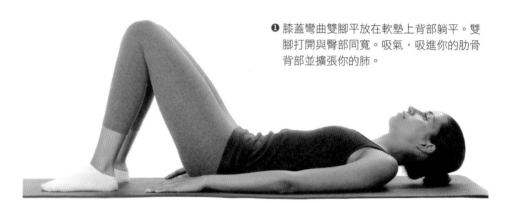

❶ 膝蓋彎曲雙腳平放在軟墊上背部躺平。雙腳打開與臀部同寬。吸氣，吸進你的肋骨背部並擴張你的肺。

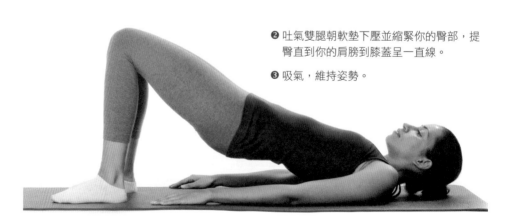

❷ 吐氣雙腿朝軟墊下壓並縮緊你的臀部，提臀直到你的肩膀到膝蓋呈一直線。

❸ 吸氣，維持姿勢。

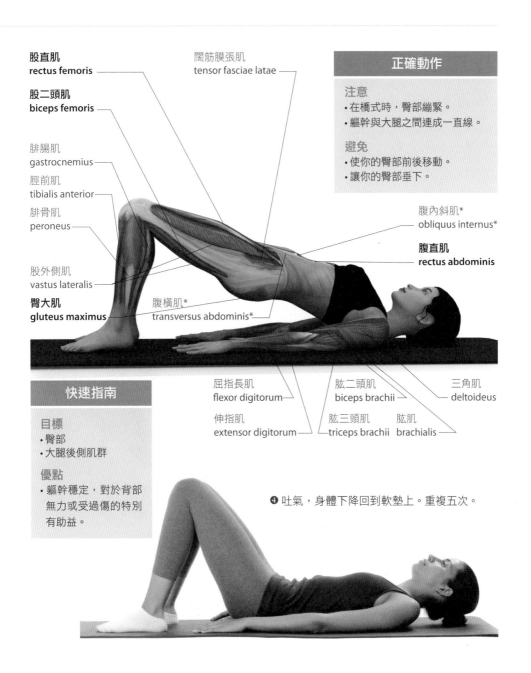

股直肌
rectus femoris

股二頭肌
biceps femoris

腓腸肌
gastrocnemius

脛前肌
tibialis anterior

腓骨肌
peroneus

股外側肌
vastus lateralis

臀大肌
gluteus maximus

闊筋膜張肌
tensor fasciae latae

腹橫肌*
transversus abdominis*

腹內斜肌*
obliquus internus*

腹直肌
rectus abdominis

屈指長肌
flexor digitorum

伸指肌
extensor digitorum

肱二頭肌
biceps brachii

肱三頭肌
triceps brachii

肱肌
brachialis

三角肌
deltoideus

正確動作

注意
- 在橋式時，臀部繃緊。
- 軀幹與大腿之間連成一直線。

避免
- 使你的臀部前後移動。
- 讓你的臀部垂下。

快速指南

目標
- 臀部
- 大腿後側肌群

優點
- 軀幹穩定，對於背部無力或受過傷的特別有助益。

❹ 吐氣，身體下降回到軟墊上。重複五次。

單腳畫圓 SINGLE-LED CIRCLES

單腳畫圓是提升腹部控制的最佳方式。一次練習一邊使你專注於許多的腿部與腹部肌肉。

此動作益於	
• 肱三頭肌 triceps brachii	• 內收大肌 adductor magnus
• 臀大肌 gluteus maximus	• 股外側肌 vastus lateralis
• 闊筋膜張肌 tensor fasciae latae	• 股內側肌 vastus medialis
• 股直肌 rectus femoris	• 腹直肌 rectus abdominis
• 股二頭肌 biceps femoris	• 腹外斜肌 obliquus externus

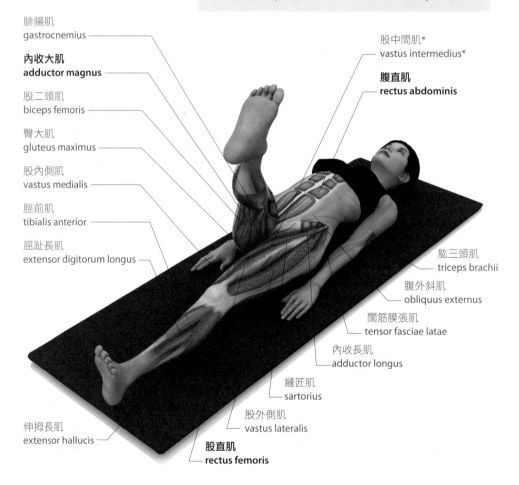

腓腸肌
gastrocnemius

內收大肌
adductor magnus

股二頭肌
biceps femoris

臀大肌
gluteus maximus

股內側肌
vastus medialis

脛前肌
tibialis anterior

屈趾長肌
extensor digitorum longus

伸拇長肌
extensor hallucis

股中間肌*
vastus intermedius*

腹直肌
rectus abdominis

肱三頭肌
triceps brachii

腹外斜肌
obliquus externus

闊筋膜張肌
tensor fasciae latae

內收長肌
adductor longus

縫匠肌
sartorius

股外側肌
vastus lateralis

股直肌
rectus femoris

❶ 雙腿與雙手伸長平躺於地。

❷ 朝著你的胸口彎曲右腳膝蓋，然後往空中伸直你的腿。身體其餘部分固定於軟墊上，伸直雙膝肩膀向後向下貼緊。

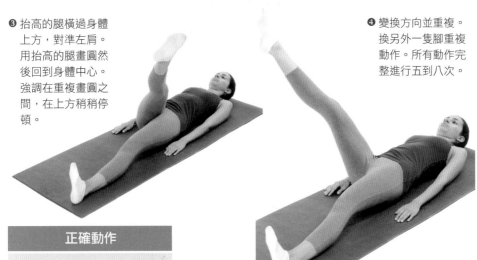

快速指南

目標
- 骨盆穩定度
- 腹部肌肉

優點
- 拉長腿部肌肉
- 強化深層腹部肌肉

如果你有…不建議操作
- 彈響髖症狀。若有此問題，縮小畫圓的範圍。

❸ 抬高的腿橫過身體上方，對準左肩。用抬高的腿畫圓然後回到身體中心。強調在重複畫圓之間，在上方稍稍停頓。

❹ 變換方向並重複。換另外一隻腳重複動作。所有動作完整進行五到八次。

正確動作

注意
- 你的腿部移動時維持臀部及軀幹的穩定。
- 從臀到腳把腿拉長。

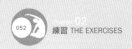

初級 BEGINNER

百次 I THE HUNDRED I

百次是肺部與腹部肌肉最佳的暖身運動。在建立適當的呼吸技巧時可以幫助增加耐力。

❶ 躺平雙腳屈膝平放在地板上,大腿內側夾緊。

❷ 吸氣,掌心朝前雙手往伸直。

此動作益於
• 腹直肌 rectus abdominis
• 臀大肌 gluteus maximus
• 三角肌 deltoideus
• 肱二頭肌 biceps brachii
• 肱三頭肌 triceps brachii
• 伸指肌 extensor digitorum
• 胸鎖乳突肌 sternocleidomastoideus

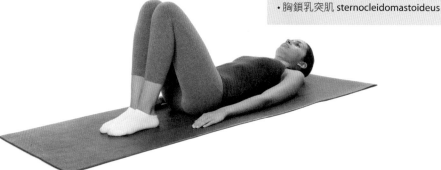

❸ 吐氣,手臂往地面拉,下巴微收,拉長頸背,(如果把頭部放下過於簡單可以將其抬高)。輕輕地上下拍打,就像拍水,同時肩膀上下移動。

❹ 手臂維持節奏並深吸五拍,集中注意將下腹部肌肉深深地向內收。輕輕地維持腹部肌肉收縮,輕輕且有力地吐氣五拍。

❺ 維持姿勢,手臂拍動10個完整呼吸循環,共計百次。

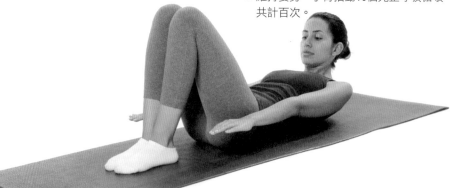

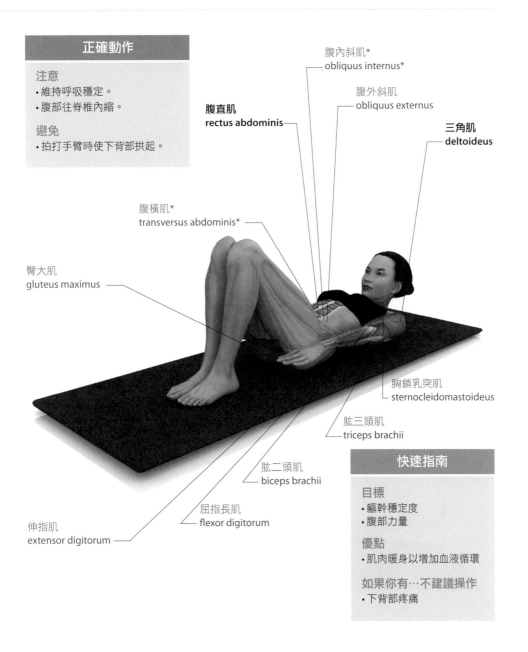

正確動作

注意
- 維持呼吸穩定。
- 腹部往脊椎內縮。

避免
- 拍打手臂時使下背部拱起。

腹內斜肌*
obliquus internus*

腹外斜肌
obliquus externus

腹直肌
rectus abdominis

三角肌
deltoideus

腹橫肌*
transversus abdominis*

臀大肌
gluteus maximus

胸鎖乳突肌
sternocleidomastoideus

肱三頭肌
triceps brachii

肱二頭肌
biceps brachii

屈指長肌
flexor digitorum

伸指肌
extensor digitorum

快速指南

目標
- 軀幹穩定度
- 腹部力量

優點
- 肌肉暖身以增加血液循環

如果你有…不建議操作
- 下背部疼痛

初級 BEGINNER

單腳伸展 SINGLE-LEG STRETCH

此動作益於

- 腹直肌 rectus abdominis
- 股二頭肌 biceps femoris
- 肱三頭肌 triceps brachii
- 肱二頭肌 biceps brachii
- 脛前肌 tibialis anterior
- 闊筋膜張肌 tensor fasciae latae
- 腹橫肌 transversus abdominis
- 腹內斜肌 obliquus internus

單腳伸展著是重在腹部肌肉的初級運動，並增加協調能力。

❶ 單邊膝蓋靠近胸口，另一邊的腿伸直並抬高離地面45度。

❷ 位於外側手放在屈腿的腳踝，內側手則放在彎曲的腿部膝蓋（保持腿部適當對齊）。

快速指南

目標
- 軀幹穩定
- 腹部肌肉

優點
- 四肢運動時穩定核心
- 強化腹部肌肉

如果你有…不建議操作
- 頸部問題
- 下背部疼痛

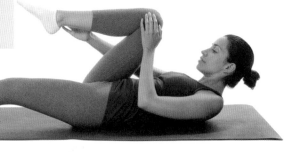

股二頭肌
biceps femoris

腹直肌
rectus abdominis

肱三頭肌
triceps brachii

肱二頭肌
biceps brachii

股直肌
rectus femoris

脛前肌
tibialis anterior

闊筋膜張肌
tensor fasciae latae

腹橫肌*
transversus abdominis*

腹內斜肌
obliquus internus

正確動作

注意
- 你外側手放在曲腿的腳踝上，內側手則放在彎曲的膝蓋上。
- 胸骨頂端與頭部向前抬高。

避免
- 讓你的下背部離開地面；換腳時用腹部肌肉穩定核心。

❸ 吸氣，在一次吸氣的時間中換腿兩次同時變換手的位置。

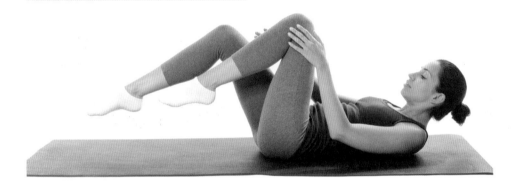

❹ 吐氣，在一次吐氣的時間中換腿兩次，保持雙手在適當位置。

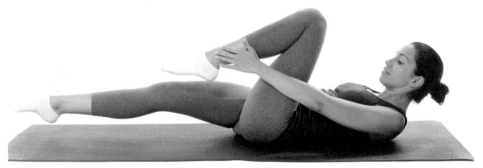

初級 BEGINNER

雙腳伸展 DOUBLE-LEG STRETCH

此動作益於

- 腹直肌 rectus abdominis
- 股二頭肌 biceps femoris
- 肱三頭肌 triceps brachii
- 肱二頭肌 biceps brachii
- 脛前肌 tibialis anterior
- 闊筋膜張肌 tensor fasciae latae
- 腹橫肌 transversus abdominis
- 腹內斜肌 obliquus internus
- 股直肌 rectus femoris

雙腳伸展比單腳伸展二腳更靠近身體。對腿部及腹部肌肉較有挑戰性，並能建立背部肌力。

❶ 背部躺平，上半身彎曲成半捲曲姿勢，雙手放在腳踝，膝蓋靠近胸前。

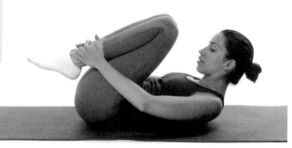

❷ 吸氣，手臂和雙腿同時向前伸展。

快速指南

目標
- 腹部肌群

優點
- 拉長雙腿
- 強化腹部肌肉群

如果你有…不建議操作
- 下背部疼痛

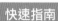

正確動作

注意
- 你的頸部拉長頭抬高離開軟墊。

避免
- 讓你的下背部離開地面；腿部伸長時使用腹部肌肉穩定核心。

變化式 MODIFICATIONS

較難：吸氣時，當雙腿伸直時，手臂不向前伸直，取而代之雙手臂向頭頂方式延伸。肩頸需放鬆。

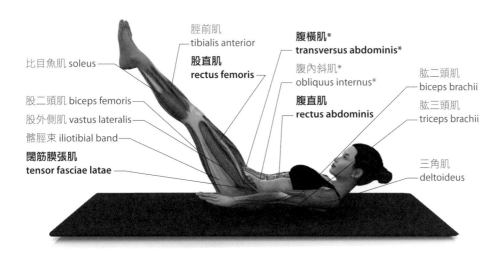

比目魚肌 soleus

股二頭肌 biceps femoris

股外側肌 vastus lateralis

髂脛束 iliotibial band

闊筋膜張肌
tensor fasciae latae

脛前肌
tibialis anterior

股直肌
rectus femoris

腹橫肌*
transversus abdominis*

腹內斜肌*
obliquus internus*

腹直肌
rectus abdominis

肱二頭肌
biceps brachii

肱三頭肌
triceps brachii

三角肌
deltoideus

❸ 抱住膝蓋回到中心時吐氣。注意保持你的上半身抬離軟墊。重複四次。

天鵝抬頭 THE RISING SWAN

為了平衡脊椎向前運動，以弓形活動來伸直背部是很重要的。當骨盆穩定時，天鵝抬頭運動可強化背部、頸部與臀部。

此動作益於	
•臀大肌 gluteus maximus	•大圓肌 teres major
•股二頭肌 biceps femoris	•闊背肌 latissimus dorsi
•股直肌 rectus femoris	•腰方肌 quadratus lumborum
•三角肌 deltoideus	•闊筋膜張肌 tensor fasciae latae
•肱三頭肌 triceps brachii	•肱肌 brachialis
•肱二頭肌 biceps brachii	•斜方肌 trapezius

❶ 額頭放在軟墊上，臉朝下躺平，手臂彎屈手肘貼近身體兩側掌心向下。雙腳從髖部外轉伸直，大腿內側貼緊。

❷ 吸氣，上拉肚臍離開軟墊靠近脊椎，同時收縮臀部，恥骨輕壓在軟墊上。

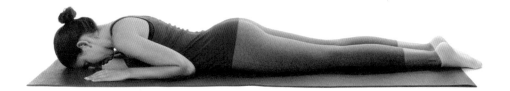

❸ 吐氣，腹部挖空，雙手輕壓地面慢慢地抬起上背部。維持頸部後方拉長並輕地將頭部抬離軟墊。

❹ 吸氣保持姿勢，肚臍往脊椎內縮並維持臀部緊縮，腿部一直靠在軟墊上。

❺ 吐氣回到起始位置。

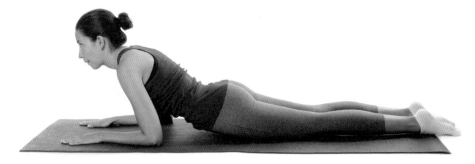

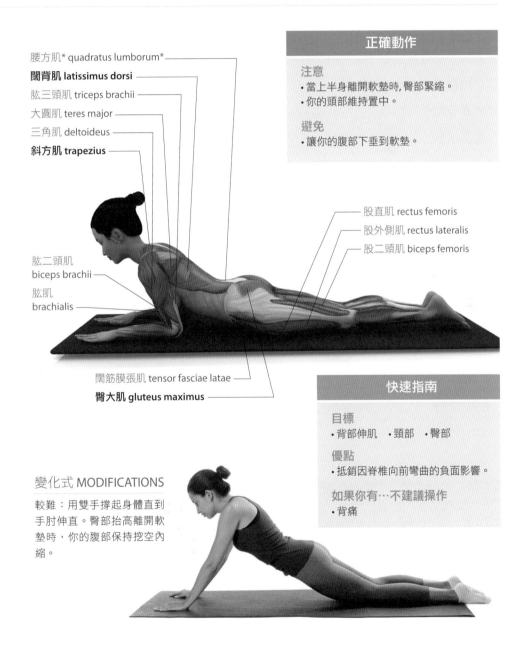

腰方肌* quadratus lumborum*

闊背肌 latissimus dorsi

肱三頭肌 triceps brachii

大圓肌 teres major

三角肌 deltoideus

斜方肌 trapezius

肱二頭肌 biceps brachii

肱肌 brachialis

股直肌 rectus femoris

股外側肌 rectus lateralis

股二頭肌 biceps femoris

闊筋膜張肌 tensor fasciae latae

臀大肌 gluteus maximus

正確動作

注意
• 當上半身離開軟墊時, 臀部緊縮。
• 你的頭部維持置中。

避免
• 讓你的腹部下垂到軟墊。

快速指南

目標
• 背部伸肌 • 頸部 • 臀部

優點
• 抵銷因脊椎向前彎曲的負面影響。

如果你有…不建議操作
• 背痛

變化式 MODIFICATIONS

較難:用雙手撐起身體直到手肘伸直。臀部抬高離開軟墊時,你的腹部保持挖空內縮。

初級 BEGINNER

兒童姿勢 CHILD'S POSE

兒童姿勢是在任何地點都能做的放鬆伸展，可以舒緩運動時在背部與臀部所形成的壓力。

此動作益於

- 闊背肌 latissimus dorsi
- 斜方肌 trapezius
- 腰方肌 quadratus lumborum
- 三角肌 deltoideus
- 大、小菱形肌 rhomboideus
- 大圓肌 teres major
- 前鋸肌 serratus anterior
- 臀大肌 gluteus maximus
- 豎脊肌 erector spinae

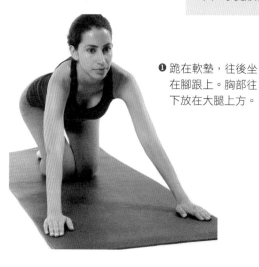

❶ 跪在軟墊，往後坐在腳跟上。胸部往下放在大腿上方。

快速指南

目標
- 下背部

優點
- 伸展並放鬆背部。

如果你有…不建議操作
- 膝蓋受傷

❷ 在頭前面拉長你的雙手並伸展。

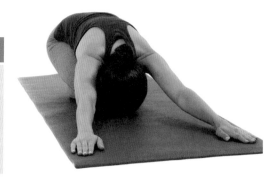

正確動作

注意
- 頸部、背部與臀部的壓力釋放。

避免
- 急著完成動作。需要花上幾分鐘的時間讓你的身體更深入完全的伸展。

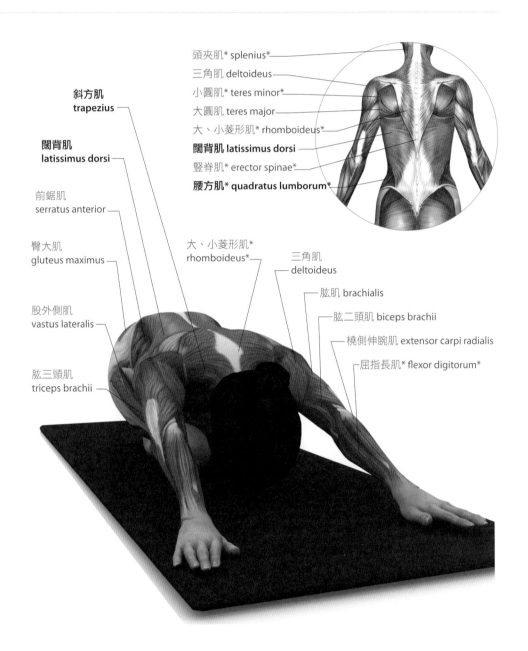

頭夾肌* splenius*

三角肌 deltoideus

小圓肌* teres minor*

大圓肌 teres major

大、小菱形肌* rhomboideus*

闊背肌 latissimus dorsi

豎脊肌* erector spinae*

腰方肌* quadratus lumborum*

**斜方肌
trapezius**

**闊背肌
latissimus dorsi**

前鋸肌
serratus anterior

臀大肌
gluteus maximus

股外側肌
vastus lateralis

肱三頭肌
triceps brachii

大、小菱形肌*
rhomboideus*

三角肌
deltoideus

肱肌 brachialis

肱二頭肌 biceps brachii

橈側伸腕肌 extensor carpi radialis

屈指長肌* flexor digitorum*

平板式脊椎下捲 PLANK ROLL-DOWN

許多彼拉提斯運動扮演著更高階練習的基礎與基石。平板式脊椎下捲強化手臂與腹肌，針對這個姿勢你需要熟練伏地挺身。控制上下動作，腿部肌群也是重點。

❶ 以彼拉提斯站姿開始。

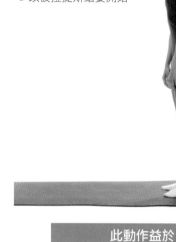

❷ 身體前彎頭朝下，雙手靠近地面。

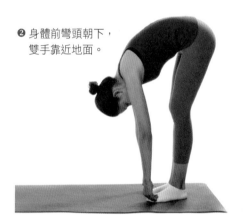

❸ 吸氣，雙手遠離雙腳往前走到平板位置。保持姿勢完成三次完全呼吸。

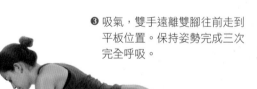

此動作益於

- 腹直肌 rectus abdominis
- 肱三頭肌 triceps brachii
- 臀大肌 gluteus maximus
- 股二頭肌 biceps femoris
- 腹外斜肌 obliquus externus
- 闊筋膜張肌 tensor fasciae latae
- 股直肌 rectus femoris
- 股中間肌 vastus intermedius

❹ 吐氣，手走回靠
　近雙腳。

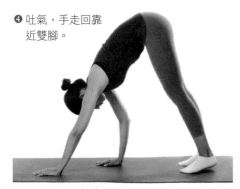

快速指南

目標
- 核心肌群

優點
- 強化並緊實腹部、手臂與
  腿部肌肉。

如果你有…不建議操作
- 懷孕　　• 下背部疼痛

正確動作

注意
- 你的身體在平板式時維持挺直。

避免
- 使你的下背部下垂。

❺ 吸氣，往上捲動回到彼拉提
　斯站姿。重複步驟三次。

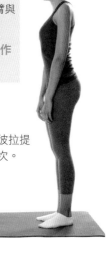

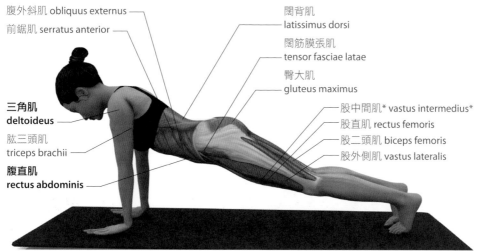

腹外斜肌 obliquus externus
前鋸肌 serratus anterior

闊背肌
latissimus dorsi

闊筋膜張肌
tensor fasciae latae

臀大肌
gluteus maximus

三角肌
deltoideus

肱三頭肌
triceps brachii

腹直肌
rectus abdominis

股中間肌* vastus intermedius*
股直肌 rectus femoris
股二頭肌 biceps femoris
股外側肌 vastus lateralis

大腿後擺 THIGH ROCK-BACK

大腿後擺是一個控制的練習，在
伸展雙腿與腳踝時強化大腿與腹部。練
習這個運動，你會更能往傾斜，可以幫
助你挑戰更高階的技巧。

快速指南

目標
• 股四頭肌 • 腹部肌肉

優點
• 伸展大腿
• 增加前腳踝的活動範圍。

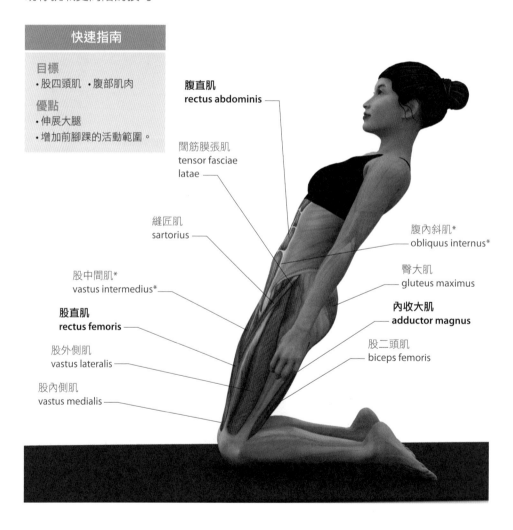

腹直肌
rectus abdominis

闊筋膜張肌
tensor fasciae
latae

縫匠肌
sartorius

股中間肌*
vastus intermedius*

股直肌
rectus femoris

股外側肌
vastus lateralis

股內側肌
vastus medialis

腹內斜肌*
obliquus internus*

臀大肌
gluteus maximus

內收大肌
adductor magnus

股二頭肌
biceps femoris

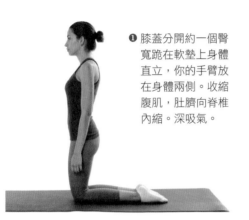

❶ 膝蓋分開約一個臀寬跪在軟墊上身體直立，你的手臂放在身體兩側。收縮腹肌，肚臍向脊椎內縮。深吸氣。

正確動作

注意
- 從軀幹到膝蓋形成一直線。
- 使用腹部肌肉維持在受控制的活動。
- 縮緊臀部肌肉。

避免
- 過度後傾而無法回到開始位置。
- 髖關節彎曲

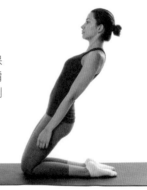

❷ 吐氣向後傾斜，保持髖部打開對齊肩膀，伸展大腿前側肌肉。

此動作益於

- 腹直肌 rectus abdominis
- 股直肌 rectus femoris
- 股中間肌 vastus intermedius
- 股內側肌 vastus medialis
- 股二頭肌 biceps femoris
- 闊筋膜張肌 tensor fasciae latae
- 臀大肌 gluteus maximus
- 腹內斜肌 obliquus internus
- 內收大肌 adductor magnus
- 縫匠肌 sartorius

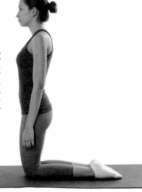

❸ 一旦你已盡可能地向後傾，縮緊你的臀部並慢慢地將你的身體恢復垂直姿勢。重複四到五次。

肌腱伸展 TENDON STRETCH

肌腱伸展針對腿部肌肉融合了平衡、協調、拮抗與伸展。這個運動也強化了腿部肌肉。

此動作益於

- 脛前肌 tibialis anterior
- 腓腸肌 gastrocnemius
- 比目魚肌 soleus
- 臀大肌 gluteus maximus
- 股二頭肌 biceps femoris
- 股直肌 rectus femoris
- 外展拇指肌 abductor hallucis
- 股內側肌 vastus medialis

❶ 雙腳平行併攏站立，雙手在身體前方伸直增加穩定度。你的雙腳穩定地放在地面上，勾腳趾。

❷ 腹部肌肉往內縮屈膝半蹲。腳跟放在地板上，胸部盡可能挺直，並對抗推動力，避免前移。

❸ 吐氣時，回到起始位置。想像身體抬高時往地面施壓，在腿部肌肉製造自身的反抗力。重複五到六次。

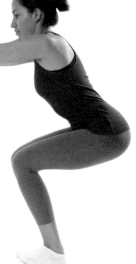

快速指南

目標
- 雙腳弧度
- 小腿肌肉

優點
- 拉長並強化小腿肌肉
- 提升平衡

如果你有…不建議操作
- 足部疼痛

正確動作

注意
- 胸部保持挺直。　　・腹部往脊椎內縮。
- 整個運動中腳趾勾起。

避免
- 讓你的腳跟離開地面。
- 太快回復站立姿勢。

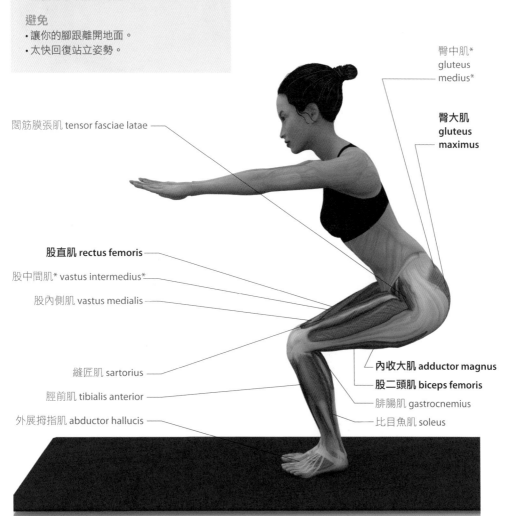

臀中肌*
gluteus
medius*

臀大肌
gluteus
maximus

闊筋膜張肌 tensor fasciae latae

股直肌 rectus femoris

股中間肌* vastus intermedius*

股內側肌 vastus medialis

縫匠肌 sartorius

脛前肌 tibialis anterior

外展拇指肌 abductor hallucis

內收大肌 adductor magnus
股二頭肌 biceps femoris
腓腸肌 gastrocnemius
比目魚肌 soleus

單腳平衡 SINGLE-LEG BALANCE

單腳平衡是個三方向的簡單運動：前、後、側。以三個方向伸直腿部提升平衡感，與整體腿部與足部的力量。

快速指南

目標
- 中心平衡

優點
- 提升平衡
- 強化足部與腳踝

❶ 身體挺直站立雙手放在臀部。吸氣，抬高你的左腳，膝蓋彎曲與髖部同高。

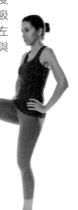

❷ 吐氣，腿部往前伸直向下壓，由腳後跟延伸，拉緊大腿。吸氣回到彎膝，左右腿各重複動作三次。

❸ 吐氣腿部側壓舉，由腳後跟延伸，拉緊大腿。保持臀部與軀幹的穩定。吸氣，回到彎膝，左右腿各重複動作三次。

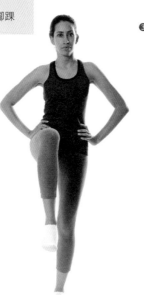

此動作益於

- 腹直肌 rectus abdominis
- 腹外斜肌 obliquus externus
- 內收長肌 adductor longus
- 內收大肌 adductor magnus
- 腓腸肌 gastrocnemius

- 脛前肌 tibialis anterior
- 股二頭肌 biceps femoris
- 闊筋膜張肌 tensor fasciae latae
- 股直肌 rectus femoris
- 股外側肌 vastus lateralis

正確動作

注意
- 你的脊椎從頸部到腰部保持一個平滑線。

避免
- 把手從臀部移開。假如你發現失去平衡,將抬高的腳放回地板上。

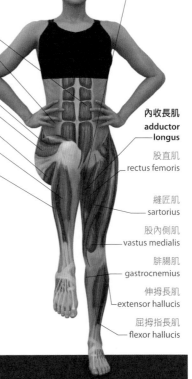

內收大肌
adductor magnus

腹直肌 rectus abdominis

腹外斜肌 obliquus externus

闊筋膜張肌
tensor fasciae latae

股外側肌 vastus lateralis

股二頭肌 biceps femoris

脛前肌 tibialis anterior

屈趾長肌
extensor digitorum longus

內收長肌
adductor longus

股直肌
rectus femoris

縫匠肌
sartorius

股內側肌
vastus medialis

腓腸肌
gastrocnemius

伸拇長肌
extensor hallucis

屈拇指長肌
flexor hallucis

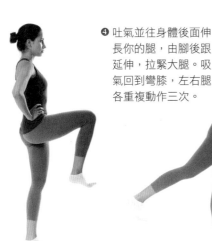

❹ 吐氣並往身體後面伸長你的腿,由腳後跟延伸,拉緊大腿。吸氣回到彎膝,左右腿各重複動作三次。

風車伸展 THE WINDMILL

正確地一節一節地堆疊脊椎是熟練彼拉提斯的重要技巧。風車伸展利用緩慢、伸展的動作幫助脊椎一節一節地活動。

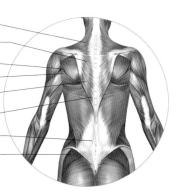

提肩胛肌* levator scapulae*
大、小菱形肌* rhomboideus*
小圓肌 teres minor
大圓肌 teres major
斜方肌 trapezius
豎脊肌* erector spinae*
腰方肌* quadratus lumborum*
臀中肌* gluteus medius*

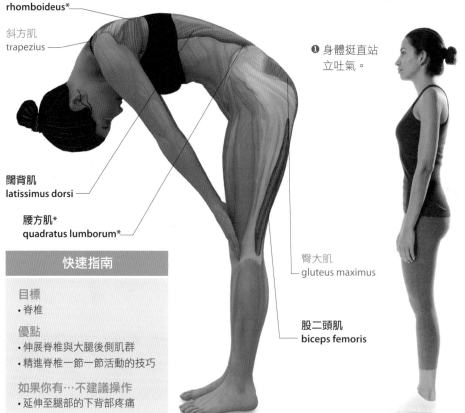

大、小菱形肌*
rhomboideus*

斜方肌
trapezius

闊背肌
latissimus dorsi

腰方肌*
quadratus lumborum*

❶ 身體挺直站立吐氣。

臀大肌
gluteus maximus

股二頭肌
biceps femoris

初級 快速指南

目標
• 脊椎

優點
• 伸展脊椎與大腿後側肌群
• 精進脊椎一節一節活動的技巧

如果你有…不建議操作
• 延伸至腿部的下背部疼痛

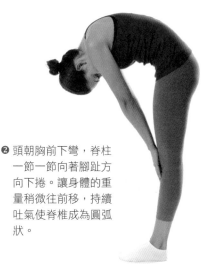

正確動作

注意
• 一次堆疊一個脊柱。
• 背部連結至大腿後側肌群的伸展。

❷ 頭朝胸前下彎，脊柱一節一節向著腳趾方向下捲。讓身體的重量稍微往前移，持續吐氣使脊椎成為圓弧狀。

❸ 當身體完全向前彎，吸氣並開始回捲脊椎，從臀部一節一節堆疊脊椎至肩膀，回到站高位置。重複動作三次。

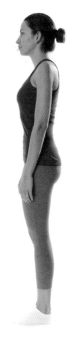

此動作益於

• 闊背肌 latissimus dorsi
• 豎脊肌 erector spinae
• 大、小菱形肌 rhomboideus
• 腰方肌 quadratus lumborum
• 股二頭肌 biceps femoris
• 臀大肌 gluteus maximus

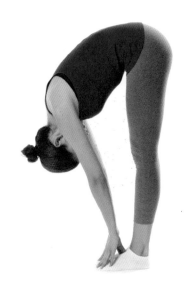

拍打腳跟 HEEL BEATS

完成腳跟拍打練習後舒服地躺下，它強化從頸部後方到雙腳肌腱，所有的肌肉群。

❶ 臉部朝下躺平，掌心向下，雙手放在額頭下方。肩膀向下遠離耳朵。雙腿從髖部外轉伸直，大腿內側併攏。

正確動作

注意
- 拍打腳跟時臀部與腹部肌肉收緊。
- 維持穩定呼吸

避免
- 肩膀緊繃。

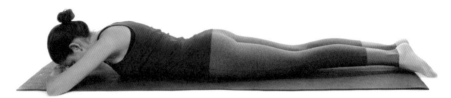

快速指南

目標
- 核心肌群

優點
- 整個身體的肌肉共同合作。
- 拉長延伸肌肉。

如果你有…不建議操作
- 背部疼痛

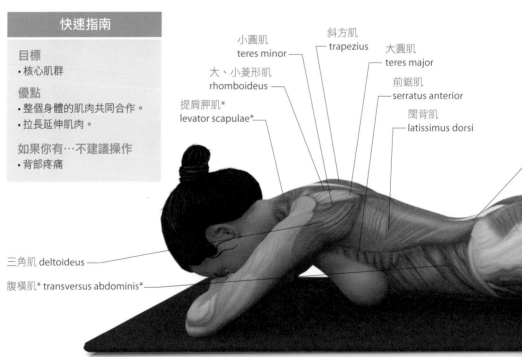

小圓肌 teres minor
大、小菱形肌 rhomboideus
提肩胛肌* levator scapulae*
斜方肌 trapezius
大圓肌 teres major
前鋸肌 serratus anterior
闊背肌 latissimus dorsi
三角肌 deltoideus
腹橫肌* transversus abdominis*

❷ 肚臍往脊椎方向內收離開軟墊，
恥骨輕壓在軟墊上。拉長雙腿抬
離軟墊，緊收大腿肌肉。

❸ 腳跟壓緊然後以快速但控制的動
作開合。往中間拍打腳跟八拍，
然後回到起始位置。重複步驟六
到八次。

此動作益於	
• 斜方肌 trapezius	• 臀大肌 gluteus maximus
• 闊背肌 latissimus dorsi	• 股二頭肌 biceps femoris
• 大圓肌 teres major	• 內收大肌 adductor magnus
• 小圓肌 teres minor	• 比目魚肌 soleus
• 三角肌 deltoideus	• 股外側肌 vastus lateralis

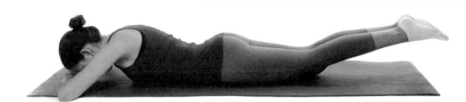

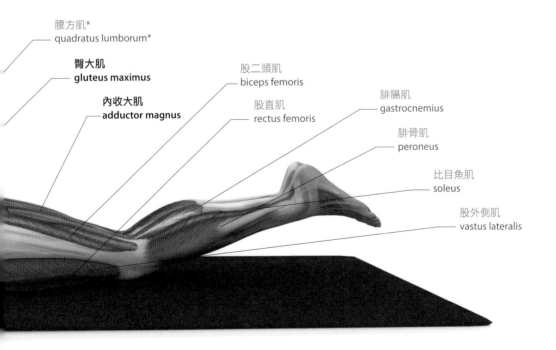

腰方肌*
quadratus lumborum*

臀大肌
gluteus maximus

內收大肌
adductor magnus

股二頭肌
biceps femoris

股直肌
rectus femoris

腓腸肌
gastrocnemius

腓骨肌
peroneus

比目魚肌
soleus

股外側肌
vastus lateralis

範例步驟 SAMPLE SEQUENCES

　　以下的動作範例，利用你在這個章節中已經學到的練習，提供完整的全身運動。在這本書中，這些練習提供進入高階動作的基礎。提供兩組維持肌肉長度用的肌肉而設計的最佳方式。你可以任意調整這些動作的順序，而且每個練習應操作四

學習與熟練基礎 I

肌腱伸展 Tendon Stretch

單腳平衡 Single-leg Balance

風車伸展 The Windmill

大腿後擺 Thigh Rock-back

兒童姿勢 Child's Pose

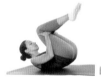
滾動如球 Rolling Like a Ball

脊椎伸展 II Spine Stretch II

脊椎旋轉 Spine Twist

脊椎下捲 Roll-down

半捲曲 Half Curl

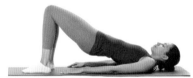
橋式 I Bridge I

單腳畫圓 Single-leg Circles

小碎步 Tiny Steps

兒童姿勢 Child's Pose

伸展
STRETCHES

大腿後側肌群伸展
Hamstring Stretch

髖屈肌伸展 Hip Flexor Stretch

腰部伸展 Lumbar Stretch

梨狀肌伸展 Piriformis Stretch

到六次。本書第一個章節，伸展練習提供你整體柔軟度並維持肌肉長度。在每一個健身前進行這些練習可以放鬆你的肌肉並做為健身的準備。

學習與熟練基礎 II

單腳平衡 Single-leg Balance

平板式脊椎下捲
Plank Roll-down

滾動如球 Rolling Like a Ball

脊椎下捲 Roll-down

半捲曲 Half Curl

百次 I The Hundred I

單腳伸展 Single-leg Stretch

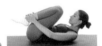
雙腳伸展 Double-leg Stretch

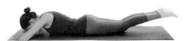
腳跟拍打 Heel Beats

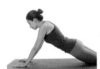
天鵝抬頭 The Rising Swan

兒童姿勢 Child's Pose

單腳畫圓 Single-leg Circles

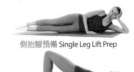
側抬腳預備 Single Leg Lift Prep

橋式 I Bridge I

伸展
STRETCHES

脊椎伸展 Spine Stretch

闊背肌伸展
Latissimus dorsi Stretch

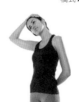
側彎伸展 Side-bend Stretch

肱三頭肌伸展 Triceps Stretch

平板抬腿式 PLANK WITH LEG LIFT

當專注於平衡與穩定時，使用核心肌肉連結腿部與手臂，是彼拉提斯最重要的元素之一。平板抬腿式練習透過強而有力的伸直運動，幫助強健所有沿著身體中心軸的肌肉。

此動作益於

- 臀大肌 gluteus maximus
- 股二頭肌 biceps femoris
- 臀中肌 gluteus medius
- 三角肌 deltoideus
- 股直肌 rectus femoris
- 內收大肌 adductor magnus
- 闊筋膜張肌 tensor fasciae latae
- 腹直肌 rectus abdominis
- 腹橫肌 transversus abdominis
- 腹內斜肌 obliquus internus
- 內收長肌 adductor longus

快速指南

目標
- 核心穩定　• 骨盆穩定肌
- 髖伸肌　• 腹斜肌

如果你有…不建議操作
- 下背部疼痛
- 腕部疼痛
- 跪姿時膝蓋疼痛
- 移動四肢時無法穩定脊椎

❶ 四足跪姿，吸氣，收縮腹肌，讓肚臍往脊椎靠近。

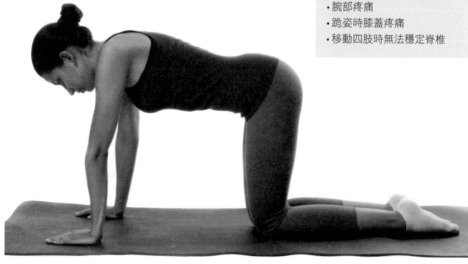

❷ 吐氣,在跪姿維持身體不動,慢慢抬起手臂並伸直對側的腿。伸直手臂與腿直到和地面平行,與你的身體形成一條直線。不要讓你的骨盆傾斜或旋轉。

❸ 吸氣,將手臂與腿收回到開始姿勢。

❹ 吐氣換邊重複步驟,換邊做六次。

正確動作

注意
・以緩慢的速度進行動作以減少骨盆移動。

避免
・運動時傾斜骨盆—在抬高腳之前沿著軟墊的表面滑動你的腿。
・讓你的背部下沈成弓形。

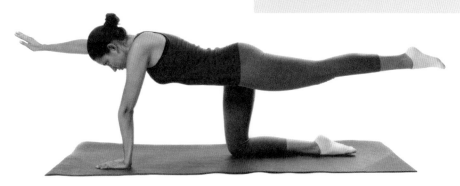

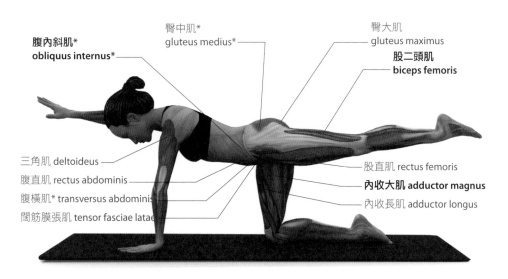

腹內斜肌*
obliquus internus*

臀中肌*
gluteus medius*

臀大肌
gluteus maximus

股二頭肌
biceps femoris

三角肌 deltoideus

腹直肌 rectus abdominis

腹橫肌* transversus abdominis

闊筋膜張肌 tensor fasciae latae

股直肌 rectus femoris

內收大肌 adductor magnus

內收長肌 adductor longus

腿後拉 LEG PULL-BACK

抬腿平板式相似,腿後拉針對腿部、腹部與手臂肌肉。略比抬腿式有挑戰性,當你達成全身彎屈伸直時,需要維持穩定。

正確動作

避免
• 讓肩膀沉入肩關節窩。如果你的腿無法支撐身體,稍微彎曲膝蓋。

❶ 坐著雙腿伸直平行在身體前方。指尖朝向臀部平放在身體後面。

快速指南

目標
• 髖伸肌　　• 核心穩定肌
• 手臂肌肉　• 腿部肌肉

如果你有…不建議操作
• 腕部疼痛
• 肩傷
• 跪姿時膝蓋疼痛
• 腿部刺痛

❷ 雙手臂及腳後跟下壓軟墊,收縮臀肌,上抬胸腔及臀部。持續抬高骨盆直到從肩膀到雙腳全身成一直線。

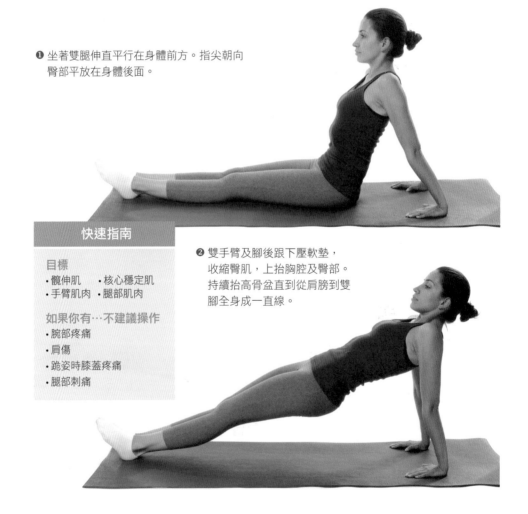

此動作益於

- 臀大肌 gluteus maximus
- 股二頭肌 biceps femoris
- 三角肌 deltoideus
- 股直肌 rectus femoris
- 內收大肌 adductor magnus
- 闊筋膜張肌 tensor fasciae latae
- 腹直肌 rectus abdominis
- 腹橫肌 transversus abdominis
- 內收長肌 adductor longus
- 腹外斜肌 obliquus externus
- 闊背肌 latissimus dorsi
- 肱三頭肌 triceps brachii

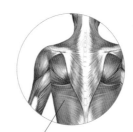

闊背肌
latissimus dorsi

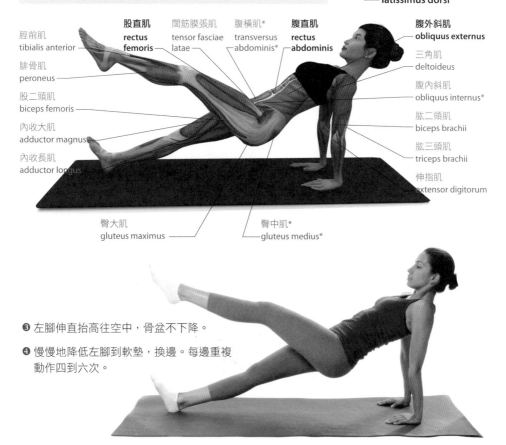

股直肌
rectus femoris

闊筋膜張肌
tensor fasciae latae

腹橫肌*
transversus abdominis*

腹直肌
rectus abdominis

腹外斜肌
obliquus externus

脛前肌
tibialis anterior

腓骨肌
peroneus

股二頭肌
biceps femoris

內收大肌
adductor magnus

內收長肌
adductor longus

三角肌
deltoideus

腹內斜肌
obliquus internus*

肱二頭肌
biceps brachii

肱三頭肌
triceps brachii

伸指肌
extensor digitorum

臀大肌
gluteus maximus

臀中肌*
gluteus medius*

❸ 左腳伸直抬高往空中,骨盆不下降。

❹ 慢慢地降低左腳到軟墊,換邊。每邊重複
動作四到六次。

海豹式 THE SEAL

享受背部按摩的同時, 海豹式以有趣的方式強化核心肌群。背部滾動的感覺很棒, 在滾動的高點誘發骨盆穩定肌群, 找到身體的平衡點。做這個動作時, 要確定你不是藉由衝力滾動。此運動必須全程控制。

正確動作

注意
• 讓衝力幫助你向後滾。

避免
• 讓你的背部製造出「砰」的聲音；這就表示你需要收縮腹肌來完成一個平滑、流暢的動作。
• 過度向後滾到頸部。最遠滾到肩胛骨。

❶ 膝蓋彎曲往兩側張開，重心在尾骨微後方，在平衡點位置坐直。從腿部內側抓住腳踝，雙腳併攏並且離地。

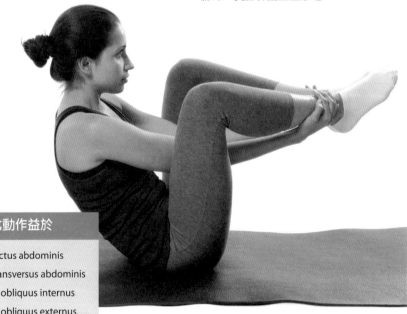

此動作益於

• 腹直肌 rectus abdominis
• 腹橫肌 transversus abdominis
• 腹內斜肌 obliquus internus
• 腹外斜肌 obliquus externus
• 前鋸肌 serratus anterior

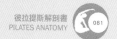
❷ 吸氣，滾動至上背部。收縮下腹部肌群，臀部抬離地面，收縮臀肌讓臀部離地多一點。

❸ 吐氣，回到平衡點。 收縮腹肌，放慢衝力回到起始位置。

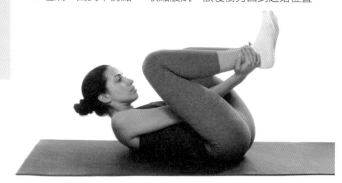

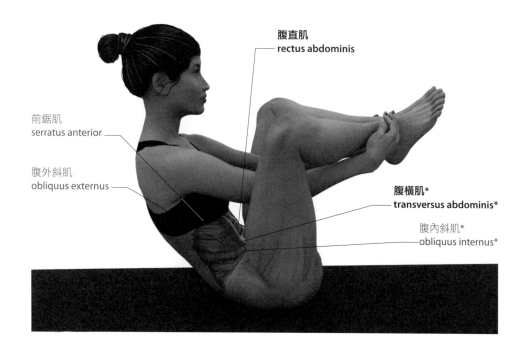

腹直肌
rectus abdominis

前鋸肌
serratus anterior

腹外斜肌
obliquus externus

腹橫肌*
transversus abdominis*

腹內斜肌*
obliquus internus*

中級 INTERMEDIATE

鋸式 THE SAW

經常，身體不動，背肌緊繃同時會發生在雙腿。鋸式練習在伸展大腿後側肌群時開展背部與臀部。

此動作益於

- 股二頭肌 biceps femoris
- 股直肌 rectus femoris
- 腹內斜肌 obliquus internus
- 腹直肌 rectus abdominis
- 闊背肌 latissimus dorsi
- 多裂肌 multifidus spinae
- 腰方肌 quadratus lumborum
- 大、小菱形肌 rhomboideus

❶ 身體坐直，雙腿打開伸直並張開寬。手臂以T字形伸直往兩側，掌心向前。

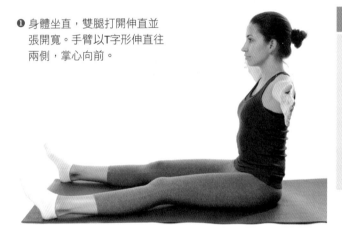

快速指南

目標
- 腹斜肌
- 腰部穩定肌（多裂肌）

優點
- 增加軀幹的活動力
- 增加脊椎一節一節地活動

如果你有…不建議操作
- 背痛且向下擴散到腿部

❷ 吸氣，從脊椎的基部盡所能地坐直。從腳後跟延伸勾腳，活化腿部肌肉。

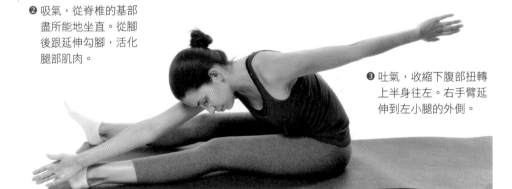

❸ 吐氣，收縮下腹部扭轉上半身往左。右手臂延伸到左小腿的外側。

正確動作

注意
- 肩膀下滑放鬆

避免
- 轉動時臀部抬離軟墊。
- 當你向前伸展時膝蓋內轉。

❹ 吸氣，肚臍往脊椎內縮，然後吐氣，延著左小腿，延伸右手再遠一點，臉朝下，肩膀離開雙耳。

❺ 吸氣，回到脊椎直立姿勢。吐氣，開始扭轉往另一方向。每邊重複三次。

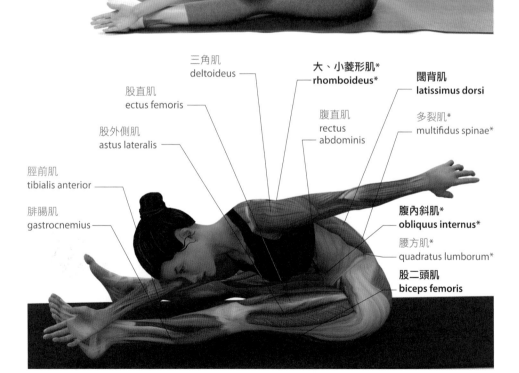

三角肌
deltoideus

大、小菱形肌*
rhomboideus*

闊背肌
latissimus dorsi

股直肌
ectus femoris

腹直肌
rectus
abdominis

多裂肌*
multifidus spinae*

股外側肌
astus lateralis

脛前肌
tibialis anterior

腹內斜肌*
obliquus internus*

腰方肌*
quadratus lumborum*

腓腸肌
gastrocnemius

股二頭肌
biceps femoris

中級 INTERMEDIATE

交叉轉體 THE CRISSCROSS

訓練腹斜肌幫助雕塑腰部。交叉轉體運動強化腹肌，並增加背部旋轉時的活動度。

❶ 雙手放在頭後方，雙腿抬高離地在桌面位置 (Tabletop)。

正確動作

注意
- 腹部緊縮越平坦越好。如果腹部鼓起，便是使用背部肌群取代腹部肌肉群。
- 保持你的手肘張開，轉動時不往內摺。
- 旋轉動作來自軀幹。

避免
- 用手支撐頭部造成脖子過度緊繃。
- 左右搖擺。

快速指南

目標
- 腹部肌肉

優點
- 單邊運動增加穩定度
- 增加腹部肌力與耐力

如果你有…不建議操作
- 頸部疼痛

此動作益於

- 股直肌 rectus femoris
- 股內側肌 vastus medialis
- 縫匠肌 sartorius
- 闊筋膜張肌 tensor fasciae latae
- 三角肌 deltoideus
- 腹直肌 rectus abdominis
- 腹外斜肌 obliquus externus
- 腹內斜肌 obliquus internus
- 腹橫肌 transverses abdominis

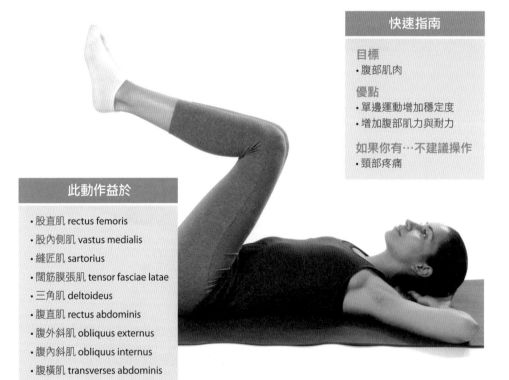

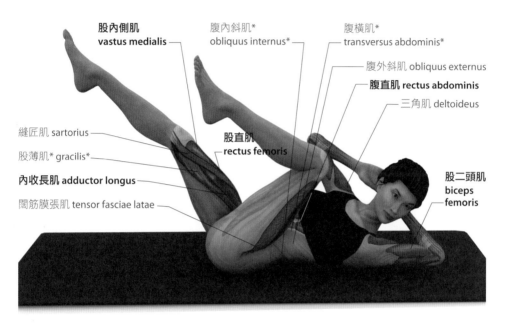

股內側肌 **vastus medialis**

腹內斜肌* obliquus internus*

腹橫肌* transversus abdominis*

腹外斜肌 obliquus externus

腹直肌 rectus abdominis

三角肌 deltoideus

縫匠肌 sartorius

股直肌 **rectus femoris**

股薄肌* gracilis*

內收長肌 adductor longus

闊筋膜張肌 tensor fasciae latae

股二頭肌 **biceps femoris**

❷ 往上捲曲軀幹並吸氣，手肘靠近對側膝蓋並在身體前方伸直另一邊的腿。想像肩胛骨抬離軟墊，收縮腹斜肌轉動。從肋骨扭轉軀幹

❸ 換邊。重複步驟六次。

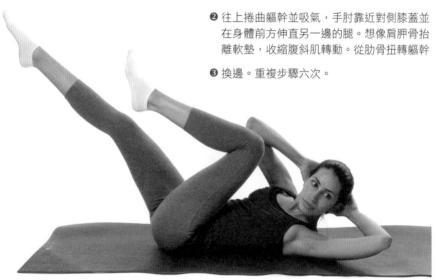

中級 INTERMEDIATE

剪式 THE SCISSORS

　　剪式是彼拉提斯運動中最大眾化的練習之一，部分是因為剪式緊實並強化從核心肌群到腿部的肌肉。這個練習可以在任何小空間的地板進行。

此動作益於	
• 股二頭肌 biceps femoris	• 腹直肌 rectus abdominis
• 股直肌 rectus femoris	• 腹外斜肌 obliquus externus
• 闊筋膜張肌 tensor fasciae latae	• 三角肌 deltoideus

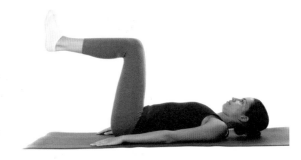

❶ 背部平躺於軟墊上，手臂放在身體兩側，雙腿抬高至桌面位置（Tabletop）。吸氣，縮小腹。

❷ 吐氣，雙腿向上伸直，頭與肩膀抬離軟墊。吸氣，雙腿伸長保持姿勢。

❸ 吐氣，伸直右腿遠離身體，左腳朝軀幹抬起。維持肩膀下沉，雙手抱腳往身體方向振動二次。

❹ 吸氣，在空中換腳，然後吐氣，雙手抱右腳，穩定骨盆和脊椎。左右腳各重複步驟六到八次。

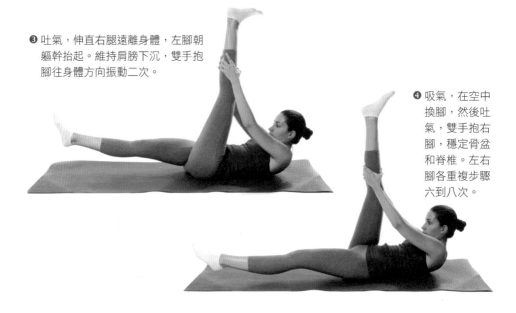

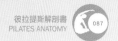

快速指南

目標
• 腹部肌肉

優點
• 單邊運動增加穩定度。
• 增加腹部肌力與耐力。

如果你有…不建議操作
• 大腿後側肌群緊繃。如有此問題，
  你可以屈膝將腿往胸前移動。

正確動作

注意
• 盡所能地保持雙腿伸直。
• 每次吐氣便將你的肚臍更往脊椎緊縮。

避免
• 腿部彎曲

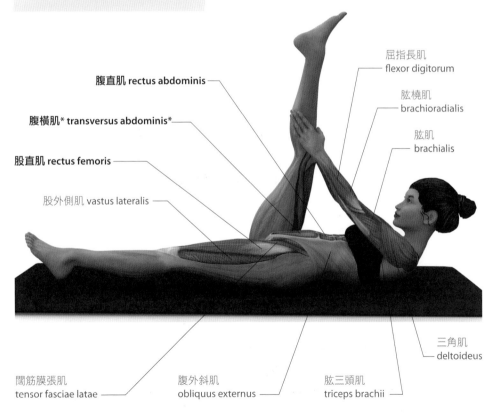

腹直肌 rectus abdominis

腹橫肌* transversus abdominis*

股直肌 rectus femoris

股外側肌 vastus lateralis

屈指長肌
flexor digitorum

肱橈肌
brachioradialis

肱肌
brachialis

三角肌
deltoideus

闊筋膜張肌
tensor fasciae latae

腹外斜肌
obliquus externus

肱三頭肌
triceps brachii

戲弄者 I TEASER I

戲弄者I — 將二腿併攏，是剪式更進一步的運動。這表示腹部肌肉需要運作，讓雙腿在整個練習中以一個角度抬離軟墊。這個挑戰可大幅地增進腹部肌力。

此動作益於	
• 腹直肌 rectus abdominis	• 股中間肌 vastus intermedius
• 闊筋膜張肌 tensor fasciae latae	• 內收長肌 adductor longus
• 股直肌 rectus femoris	• 恥骨肌 pectineus
• 股外側肌 vastus lateralis	• 肱肌 brachialis
• 股內側肌 vastus medialis	

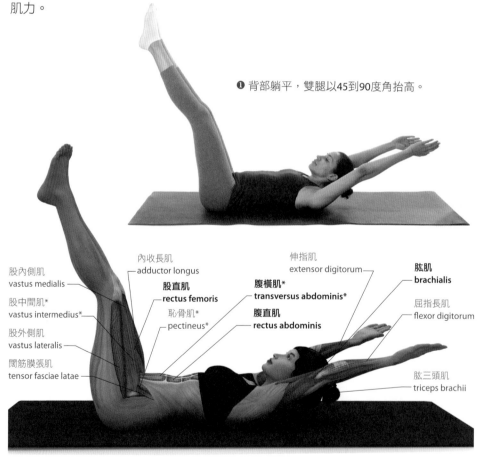

❶ 背部躺平，雙腿以45到90度角抬高。

股內側肌
vastus medialis

股中間肌*
vastus intermedius*

股外側肌
vastus lateralis

闊筋膜張肌
tensor fasciae latae

內收長肌
adductor longus

股直肌
rectus femoris

恥骨肌*
pectineus*

伸指肌
extensor digitorum

腹橫肌*
transversus abdominis*

腹直肌
rectus abdominis

肱肌
brachialis

屈指長肌
flexor digitorum

肱三頭肌
triceps brachii

❷ 吸氣，當你的頭與肩膀抬離軟墊時，將手臂往天花板伸直。

❸ 吐氣，捲動脊椎的同時，肋腔抬高離開軟墊一直到坐骨前方。

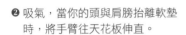

正確動作

注意

• 脊椎上下捲動時，一節一節地活動。
• 保持頸椎拉長並放鬆，把上脊椎的壓力減至最低。

避免

• 利用衝力完成練習。使用腹部肌肉抬高雙腿與軀幹。

❹ 吸氣，背部維持C曲線，手臂高舉過頭。吐氣，一節一節脊柱疊合脊椎向下捲。回到起始位置。

快速指南

目標
• 腹部肌肉

優點
• 活動脊椎同時強化腹肌

如果你有…不建議操作
• 嚴重的骨質疏鬆症
• 椎間盤突出
• 下背部疼痛

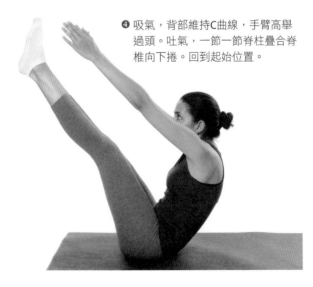

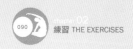

側踢 I SIDE KICK I

許多人抱怨他們臀部與大腿的形狀，並且尋找改善肌肉張力的方式。利用側踢預備作為基礎，側踢是一個對付頑強腿部肌肉絕佳的練習方式。這會使你的腿更強壯、更柔軟並且更強健。

此動作益於	
• 闊筋膜張肌 tensor fasciae latae	• 股二頭肌 biceps femoris
• 股直肌 rectus femoris	• 臀大肌 gluteus maximus
• 股外側肌 vastus lateralis	• 臀中肌 gluteus medius
• 縫匠肌 sartorius	• 股內側肌 vastus medialis
• 內收長肌 adductor longus	• 股中間肌 vastus intermedius
• 髂脛束 iliotibial band	

❶ 側躺，雙腿伸直。下面的手臂放在頭下方支撐，另一隻手則放在軀幹前方。

❷ 吸氣，抬高上面的腿到臀部高度。

❸ 往前踢腿，振動兩次。

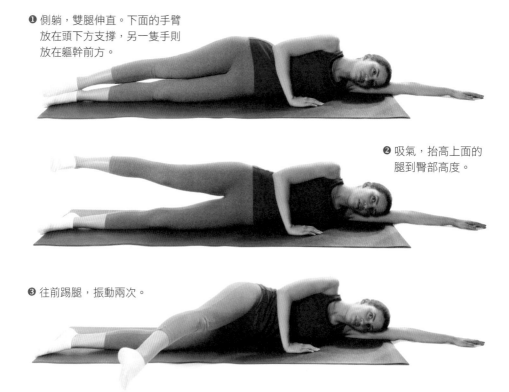

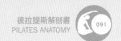

❹ 吐氣，往身體後面延伸你的腿並往後踢兩下。維持軀幹的穩定，腿不過度伸直超出控制。

❺ 每一邊重複動作八到十次。

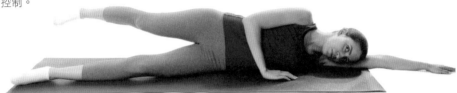

快速指南

目標
• 髖屈肌與髖伸肌

優點
• 雙腿在運動時穩定脊椎

如果你有…不建議操作
• 肩膀傷害。
• 頸部傷害—假如你的頸部曾受傷，在頭部下方墊個枕頭減低疼痛。

正確動作

注意
• 從身體往外拉長你的腿，一直延伸到腳底。

避免
• 使用核心肌群，依賴身體前方的手臂，只為了平衡。

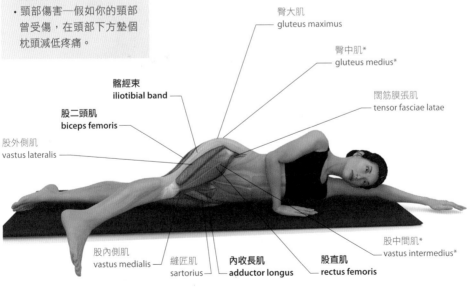

臀大肌
gluteus maximus

臀中肌*
gluteus medius*

闊筋膜張肌
tensor fasciae latae

髂經束
iliotibial band

股二頭肌
biceps femoris

股外側肌
vastus lateralis

股中間肌*
vastus intermedius*

股內側肌
vastus medialis

縫匠肌
sartorius

內收長肌
adductor longus

股直肌
rectus femoris

中級 INTERMEDIATE

傳統側抬腿 SIDE PASSÈ

傳統側抬腿是使臀部與外側大腿結實的練習。運作核心肌群保持軀幹穩定，伸直雙腿拉長並強化這些肌群。你會立即感覺並看到成果。

此動作益於

- 臀大肌 gluteus maximus
- 股二頭肌 biceps femoris
- 股直肌 rectus femoris
- 股內側肌 vastus medialis
- 內收大肌 adductor magnus
- 內收長肌 adductor longus
- 腹直肌 rectus abdominis
- 闊筋膜張肌 tensor fasciae latae
- 股外側肌 vastus lateralis

❶ 側臥，兩腿在身體前方相疊。一手支撐頭部另一隻手放在軀幹前方。

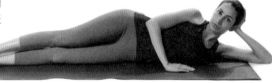

❷ 吸氣，上腿膝蓋彎曲朝向天花板。試著不要把腳放在下面的腿上。

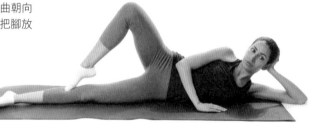

❸ 伸直上面的腿，趾尖朝上指向天花板。

快速指南

優點
- 強化你的臀部和大腿外側肌群。

如果你有⋯不建議操作
- 背部疼痛
- 髖部疼痛

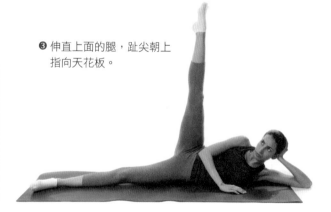

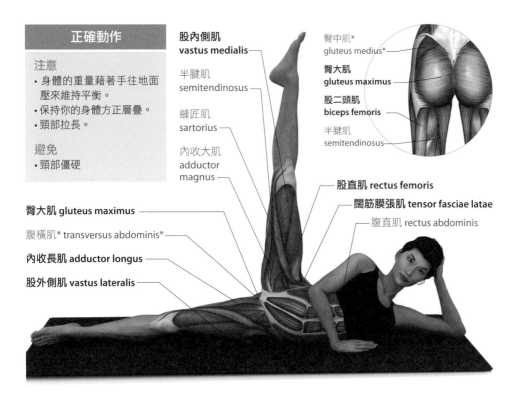

正確動作

注意
- 身體的重量藉著手往地面壓來維持平衡。
- 保持你的身體方正層疊。
- 頸部拉長。

避免
- 頸部僵硬

股內側肌
vastus medialis

半腱肌
semitendinosus

縫匠肌
sartorius

內收大肌
adductor magnus

臀大肌 gluteus maximus

腹橫肌* transversus abdominis*

內收長肌 adductor longus

股外側肌 vastus lateralis

臀中肌*
gluteus medius*

臀大肌
gluteus maximus

股二頭肌
biceps femoris

半腱肌
semitendinosus

股直肌 rectus femoris

闊筋膜張肌 tensor fasciae latae

腹直肌 rectus abdominis

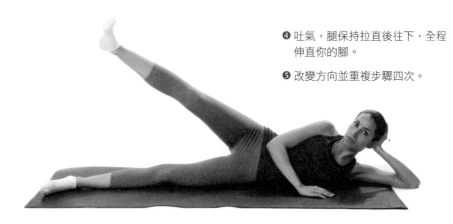

❹ 吐氣，腿保持拉直後往下，全程伸直你的腳。

❺ 改變方向並重複步驟四次。

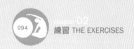
踩腳踏車 BICYCLE KICK

側踢腿的變化式，就如騎腳踏車一樣，踩腳踏車增加了膝蓋彎曲動作。踩腳踏車增加了模仿騎腳踏車時膝蓋彎曲的姿勢。保持緩慢、控制的動作是正確操作此練習重要的一部分。

此動作益於	
• 腹直肌 rectus abdominis	• 內收大肌 adductor magnus
• 腹外斜肌 obliquus externus	• 內收長肌 adductor longus
• 股直肌 rectus femoris	• 股二頭肌 biceps femoris
• 闊筋膜張肌 tensor fasciae latae	• 臀大肌 gluteus maximus
• 股外側肌 vastus lateralis	

❶ 側躺，頭靠在手上，另一隻手放在身體前面。雙腿在軀幹前方重疊併攏。

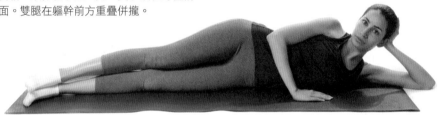

正確動作
注意
• 用手幫助保持平衡，將身體重量放在地上。
• 保持你的身體方正。
• 保持頸椎拉長並放鬆。

❷ 左腳抬起與臀部同高。腳尖朝前擺盪上腳往前，保持身體穩定的同時，腿盡可能地伸直。

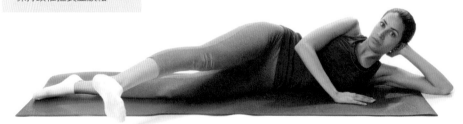

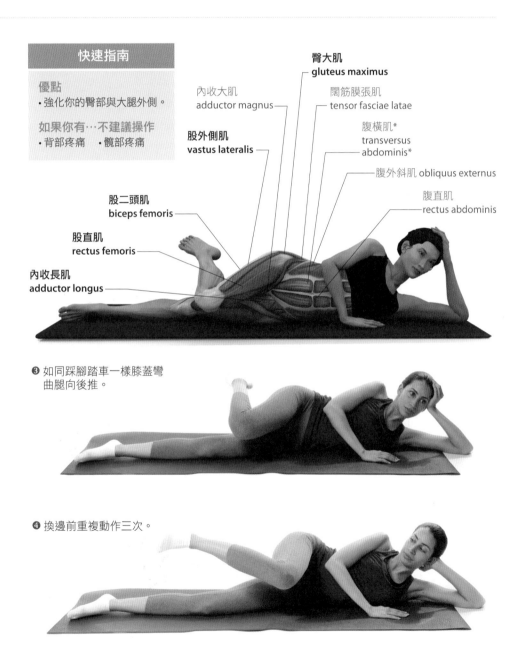

臀大肌
gluteus maximus

內收大肌
adductor magnus

闊筋膜張肌
tensor fasciae latae

腹橫肌*
transversus
abdominis*

腹外斜肌 obliquus externus

腹直肌
rectus abdominis

股外側肌
vastus lateralis

股二頭肌
biceps femoris

股直肌
rectus femoris

內收長肌
adductor longus

❸ 如同踩腳踏車一樣膝蓋彎
曲腿向後推。

❹ 換邊前重複動作三次。

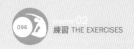
中級 INTERMEDIATE

捲坐起身 THE ROLL-UP

腹部肌群為目標肌肉群，同時訓練雙腿與臀部的控制力。捲坐起身是傳統彼拉提斯運動中，完全訓練到腹部的練習，緊實腹肌的成效遠比標準仰臥起坐快速。

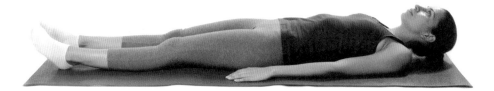

此動作益於	
• 腹直肌 rectus abdominis	• 闊筋膜張肌 tensor fasciae latae
• 股直肌 rectus femoris	• 腹橫肌 transversus abdominis
• 內收長肌 adductor longus	• 腹外斜肌 obliquus externus

❶ 仰臥姿勢，背部平躺，雙腿拉長，內收併攏，雙腳放鬆。

❷ 吸氣，手臂向前延伸同時肩膀放鬆。吐氣，緩緩地從頸椎後方拉長，並抬起頭與肩膀。脊椎一節一節地離開軟墊，肚臍向脊椎內縮。

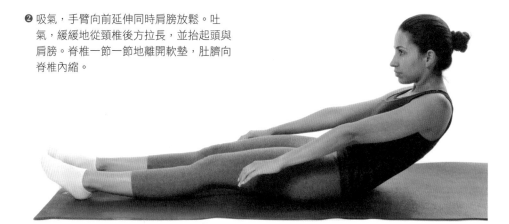

❸ 吐氣，一直向上捲動成為坐姿，脊椎從腰部拱起抬離軟墊。

❹ 吸氣開始向下捲動。吐氣，首先讓脊椎的腰部區域往軟墊壓，然後脊椎完全向下疊合同時腿至腳跟拉長。

❺ 重複四到六次。

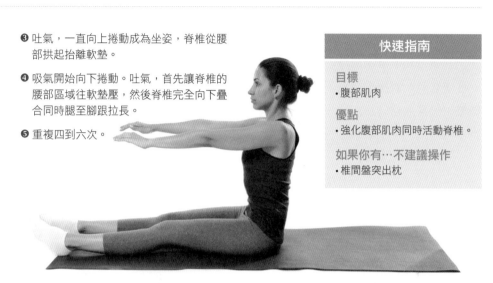

快速指南

目標
• 腹部肌肉

優點
• 強化腹部肌肉同時活動脊椎。

如果你有⋯不建議操作
• 椎間盤突出枕

正確動作

注意
• 運動中保持緩慢以減少骨盆移動。

避免
• 聳肩幫助軀幹抬起。
• 捲坐起身時腿部離開軟墊。

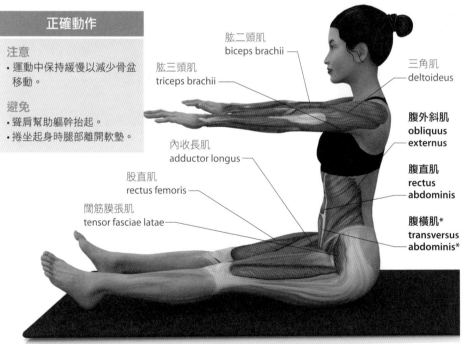

肱二頭肌
biceps brachii

肱三頭肌
triceps brachii

三角肌
deltoideus

腹外斜肌
obliquus
externus

腹直肌
rectus
abdominis

腹橫肌*
transversus
abdominis*

內收長肌
adductor longus

股直肌
rectus femoris

闊筋膜張肌
tensor fasciae latae

單腳後踢 SINGLE-LEG KICK

用你的腹部結合雙腿強化大腿後側肌群。進行單腳後踢時，脊椎應保持挺直，輕盈並且盡可能地拉長。

此動作益於

- 股二頭肌 biceps femoris
- 內收大肌 adductor magnus
- 臀大肌 gluteus maximus
- 半膜肌 semimembranosus
- 半腱肌 semitendinosus
- 腹直肌 rectus abdominis
- 腹外斜肌 obliquus externus
- 腹橫肌 transversus abdominis

❶ 俯臥在軟墊上，手臂彎曲手肘筆直，在肩膀下方。伸直雙腿且往內併攏。

❷ 吸氣，肚臍向脊椎收縮。吐氣，單邊膝蓋彎曲。壓腳背(踮腳)，往臀部方向踢八次。

正確動作

注意
- 在整個運動中腹部緊縮。
- 尾骨接近地板。
- 保持胸部寬闊。
- 保持肩膀與肩胛骨向下。

避免
- 下背部下沈。
- 太用力踢。

快速指南

目標
- 大腿後側肌群

優點
- 髖部伸直時增加骨盆穩定。

如果你有…不建議操作
- 下背部疼痛
- 屈膝困難

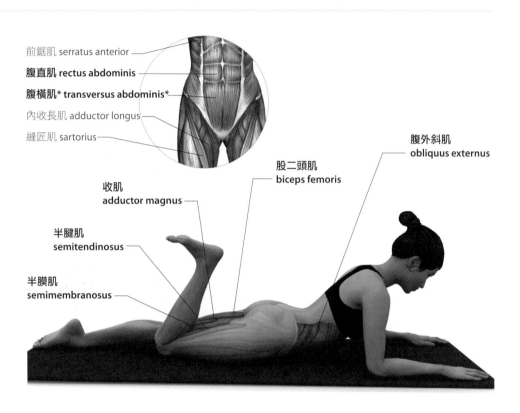

前鋸肌 serratus anterior
腹直肌 rectus abdominis
腹橫肌* transversus abdominis*
內收長肌 adductor longus
縫匠肌 sartorius

腹外斜肌
obliquus externus

股二頭肌
biceps femoris

收肌
adductor magnus

半腱肌
semitendinosus

半膜肌
semimembranosus

❸ 吐氣，勾腳，再往臀部方向
　踢八次。

❺ 重複整個步驟六到八次。

❹ 吸氣，彎曲的腿伸直放在另
　一腳旁邊。吐氣，彎曲另一
　邊的腿，重複動作。

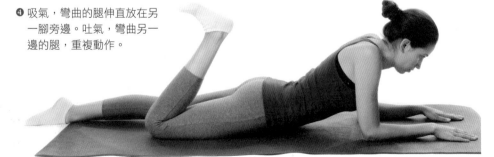

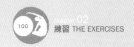
中級 INTERMEDIATE

平板挺身 PLANK PRESS-UP

平板挺身針對手臂與肩膀提供具強度的訓練。這個練習中，你必須藉著平衡與控制來避免肩膀過度伸直。以均勻步調進行，如此你的肩膀可保持打開而不會突然崩塌。

此動作益於	
• 三角肌 deltoideus	• 股直肌 rectus femoris
• 大小菱形肌 rhomboideus	• 腹橫肌 transversus abdominis
• 腹直肌 rectus abdominis	• 腹內斜肌 obliquus internus
• 肱二頭肌 biceps brachii	• 前鋸肌 serratus anterior
• 肱三頭肌 triceps brachii	• 脛前肌 tibialis anterior
• 闊筋膜張肌 tensor fasciae latae	

❶ 前手臂放在胸部下方趴在軟墊上，身體向上推成平板式，腳腫撐地，拉長軀幹。

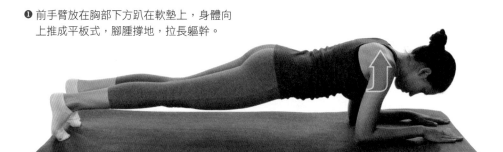

正確動作
注意 • 頸部拉長。 避免 • 你的背部下沈。 • 肩膀陷入肩關節中。

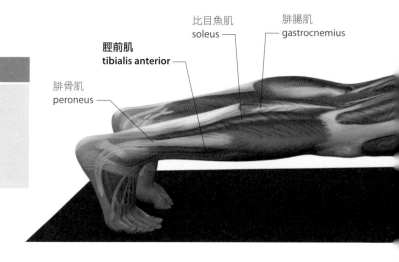

比目魚肌 soleus

腓腸肌 gastrocnemius

脛前肌 tibialis anterior

腓骨肌 peroneus

❷ 用前手臂把肩膀推向上。控制地，降低你的肩膀直到感覺肩膀在背部結合。

❸ 重複五次。

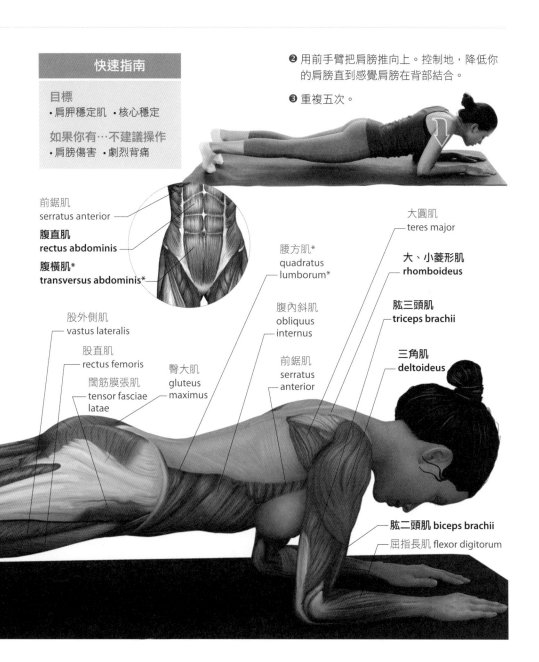

前鋸肌
serratus anterior

腹直肌
rectus abdominis

腹橫肌*
transversus abdominis*

腰方肌*
quadratus
lumborum*

大圓肌
teres major

大、小菱形肌
rhomboideus

肱三頭肌
triceps brachii

三角肌
deltoideus

股外側肌
vastus lateralis

股直肌
rectus femoris

闊筋膜張肌
tensor fasciae
latae

臀大肌
gluteus
maximus

腹內斜肌
obliquus
internus

前鋸肌
serratus
anterior

肱二頭肌 biceps brachii

屈指長肌 flexor digitorum

翻滾／臀部向上 ROLLOVER/HIP UP

透過雙腿與臀肌控制來強化腹肌。翻滾／臀部向上伸展背部與大腿後側肌群同時活化腹肌。頭部與上胸椎應在軟墊上保持穩定，讓脊椎可以精準一節一節地往上／往下捲動。

此動作益於	
• 股二頭肌 biceps femoris	• 腹外斜肌 obliquus externus
• 股直肌 rectus femoris	• 腹內斜肌 obliquus internus
• 腹直肌 rectus abdominis	• 三角肌 deltoideus
• 腹橫肌 transversus abdominis	

❶ 仰躺在軟墊上，雙手放在身體兩側。

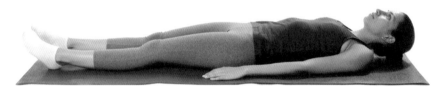

快速指南

目標
• 腹部肌肉

優點
• 抬高下半身並活動脊椎來強化腹部肌肉

如果你有…不建議操作
• 頸椎傷害　　• 椎間盤突出

❷ 吸氣，雙腿抬高與地面垂直。

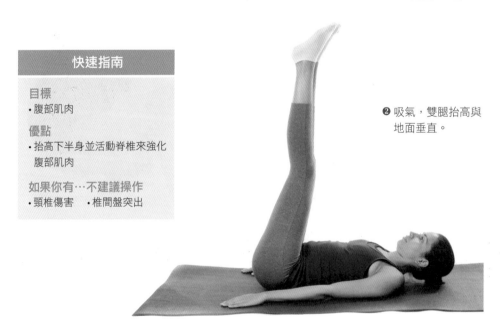

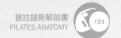
❸ 吐氣，雙腿拉向頭部。下背部與肋腔捲離軟墊，伸直雙腿直
到與地面平行。

❹ 吸氣，雙腿抬起與臀同高，吐氣時，脊椎一節一節回到開始
位置。重複步驟四到六次。

正確動作

注意
- 手臂往軟墊推增加力量。
- 假如你無法使雙腳併攏，
  在併攏前先交叉雙腿。

避免
- 頭部抬高離開軟墊。
- 猛然落下而不是翻滾。

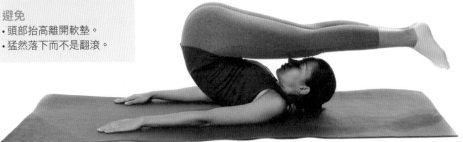

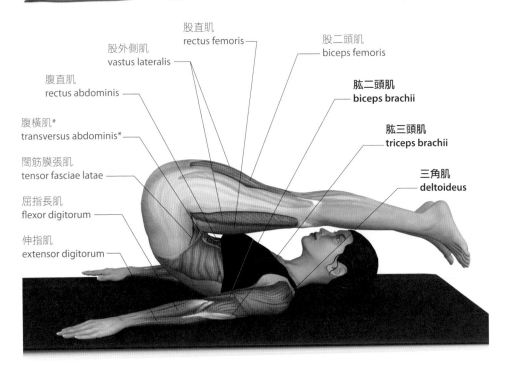

股直肌
rectus femoris

股二頭肌
biceps femoris

股外側肌
vastus lateralis

肱二頭肌
biceps brachii

腹直肌
rectus abdominis

肱三頭肌
triceps brachii

腹橫肌*
transversus abdominis*

三角肌
deltoideus

闊筋膜張肌
tensor fasciae latae

屈指長肌
flexor digitorum

伸指肌
extensor digitorum

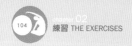
中級 INTERMEDIATE

人魚式 THE MERMAID

針對胸部與背部，人魚式建立了一個上半身完整的伸展。這個練習拉長並強化側面腹斜肌，為塑造腰線的肌肉，幫助消除兩側多餘的肌肉，也就是眾所皆知的「腰間贅肉」與環繞中心的「備胎」。記得在開始前找到一個舒服的姿勢讓你的肢體能自由移動。

此動作益於
• 腹直肌 rectus abdominis
• 腹橫肌 transversus abdominis
• 腹內斜肌 obliquus internus
• 腹外斜肌 obliquus externus
• 闊背肌 latissimus dorsi

❶ 雙膝彎曲側坐雙腿重疊。一手放在腳踝上。吸氣，另一隻手往天花板舉起。

❷ 吐氣，手臂往腳踝方向延伸，肚臍往脊椎收縮軀幹稍微向後旋轉。

❸ 吸氣，回到起始姿勢。換邊重複動作。

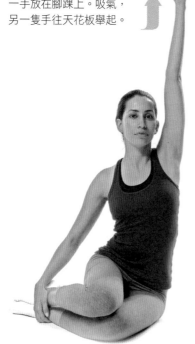

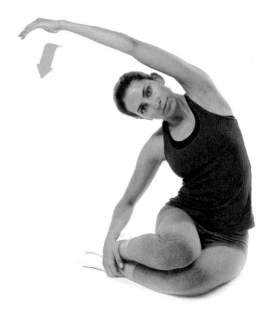

快速指南

優點
- 伸展脊椎與整個軀幹
- 打開胸腔及緊繃的背部肌肉

如果你有⋯不建議操作
- 劇烈背痛
- 深及關節的髖部疼痛

正確動作

注意
- 手臂向身體後方遠處延伸，讓胸腔打開並達到最大伸展效果。

避免
- 在起始姿勢時膝蓋疼痛。假如發現疼痛，你可以坐在墊子上或是將上面的腿往側邊伸直。

腹直肌
rectus abdominis

腹外斜肌
obliquus externus

腹內斜肌*
obliquus internus*

腹橫肌*
transversus abdominis*

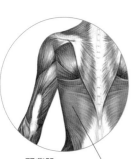

闊背肌
latissimus dorsi

中級 INTERMEDIATE

泳式 SWIMMING

在這個有趣的練習中,你不需進入泳池,就可以像游泳一樣,運作全身每個部份相同的肌肉群。用軟墊增加穩定,目標是手臂與腿部完全延伸。當你的頭與肩膀抬高離開軟墊時,也同時拉長脊椎。

此動作益於
• 臀大肌 gluteus maximus
• 股二頭肌 biceps femoris
• 腰方肌 quadratus lumborum
• 大、小菱形肌 rhomboideus
• 闊背肌 latissimus dorsi
• 豎脊肌 erector spinae

❶ 俯臥在軟墊上,雙腿打開與臀部同寬,手臂在耳朵旁伸直放在軟墊上。吸氣,啟動骨盆底肌,肚臍往脊椎方向收縮。

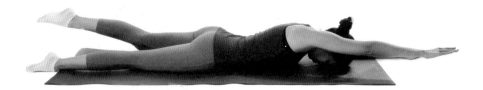

快速指南

目標
• 脊椎伸肌　　• 髖伸肌

優點
• 強化髖部與脊椎伸肌
• 挑戰脊椎的穩定抵抗旋轉。

如果你有…不建議操作
• 下背部疼痛
• 嚴重駝背
• 脊柱前凸

❷ 吐氣,頭與肩膀抬離軟墊,伸直上背部,同時抬高你的右手與左腳。

❸ 吸氣,手臂和腿放回到起始位置,四肢全程保持拉長。

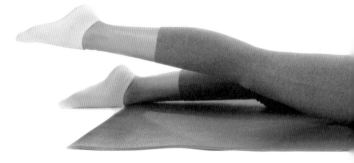

正確動作

注意
- 將四肢往反方向盡可能地延伸。
- 在整個練習中縮臀並將肚臍往脊椎收縮。
- 頸部拉長放鬆。

避免
- 肩膀上提至耳朵。

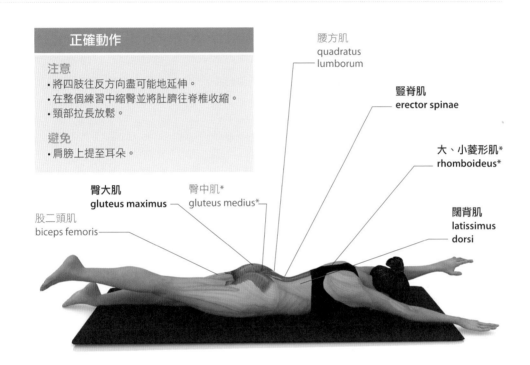

腰方肌
quadratus
lumborum

豎脊肌
erector spinae

大、小菱形肌*
rhomboideus*

臀大肌
gluteus maximus

臀中肌*
gluteus medius*

闊背肌
latissimus
dorsi

股二頭肌
biceps femoris

❹ 吐氣，對側的手臂與腿伸直並抬高離地，
拉長並抬起你的頭與肩膀離開軟墊。

❺ 吸氣，拉長四肢回到起始位置。重複六到
八次。

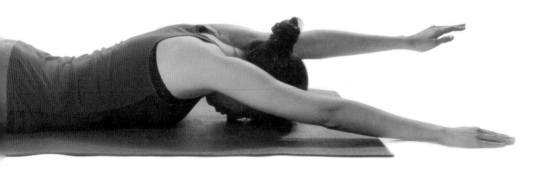

中級 INTERMEDIATE

側彎 I　SIDE BEND I

側彎一是古典彼拉提斯中用來強化核心並增加脊椎柔軟的練習。透過臀肌保持脊椎挺直與平穩，你可以轉移來自手臂與上半身的重量，避免不必要的壓迫。你的肩膀在這個練習中特別容易受傷，要保持穩定及支撐力。

正確動作

注意
- 抬高你的臀部分散上半身些許重量。
- 四肢盡可能地拉長。

避免
- 讓你的肩膀沉入肩關節窩或貼近耳朵。

❶ 側坐，一隻手撐地，手腕在肩膀正下方對齊。另一隻手放在腿上。雙腿用力地內轉壓緊，雙腿併攏夾緊。吸氣，肚臍往脊椎內縮。

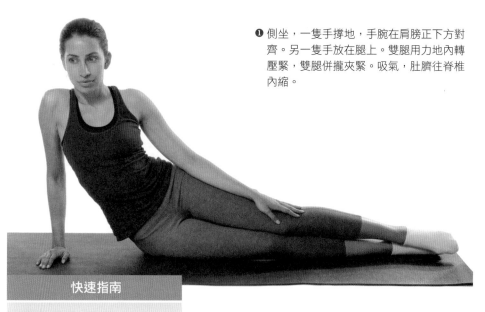

快速指南

目標
- 腿部外展肌與內收肌
- 闊背肌　　• 胸肌

優點
- 藉著肩帶的支撐中立地穩定脊椎

如果你有…不建議操作
- 旋轉肌群傷害　　• 頸部問題

❷ 吐氣，手臂施力，臀部抬離軟墊，腳跟與頭成一直線。吸氣，緩慢地回到起始位置。重複步驟五到六次，保持雙腿緊收縮臀。

此動作益於

- 內收大肌 adductor magnus
- 闊背肌 latissimus dorsi
- 胸小肌 pectoralis minor
- 胸大肌 pectoralis major
- 肱三頭肌 triceps brachii
- 腹外斜肌 obliquus externus
- 腹內斜肌 obliquus internus
- 臀中肌 gluteus medius

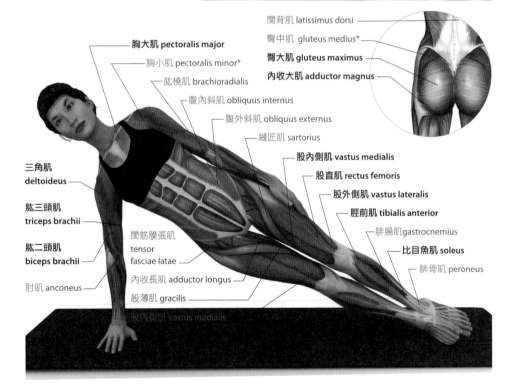

胸大肌 pectoralis major
胸小肌 pectoralis minor*
肱橈肌 brachioradialis
腹內斜肌 obliquus internus
腹外斜肌 obliquus externus
縫匠肌 sartorius

闊背肌 latissimus dorsi
臀中肌 gluteus medius*
臀大肌 gluteus maximus
內收大肌 adductor magnus

股內側肌 vastus medialis
股直肌 rectus femoris
股外側肌 vastus lateralis
脛前肌 tibialis anterior
腓腸肌 gastrocnemius
比目魚肌 soleus
腓骨肌 peroneus

三角肌 deltoideus
肱三頭肌 triceps brachii
肱二頭肌 biceps brachii
肘肌 anconeus

闊筋膜張肌 tensor fasciae latae
內收長肌 adductor longus
股薄肌 gracilis
股內側肌 vastus medialis

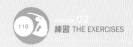
橋式 II BRIDGE II

橋式II為另一個傳統彼拉提斯練習，能有效強化腹部肌肉與大腿後側肌群。為了完成橋式姿勢，你的背部與軀幹應該做很多工作。臀部穩定是重點，也是為了讓腿部靈活。

此動作益於

• 臀中肌 gluteus medius	• 髂腰肌 iliopsoas
• 臀大肌 gluteus maximus	• 股直肌 rectus femoris
• 腹直肌 rectus abdominis	• 縫匠肌 sartorius
• 腹橫肌 transversus abdominis	• 闊筋膜張肌 tensor fasciae latae
• 腰方肌 quadratus lumborum	• 恥骨肌 pectineus
• 半腱肌 semitendinosus	• 內收長肌 adductor longus
• 半膜肌 semimembranosus	• 內收短肌 adductor brevis
• 股二頭肌 biceps femoris	• 股薄肌 gracilis

❶ 仰臥平躺於地面，手臂置於身體兩側往雙腳拉長。你的雙腿彎曲，腳掌平放在軟墊上。吸氣預備。

❷ 吐氣，臀部與脊椎抬高離地，膝蓋到肩膀成一直線。重心移到雙腳上。

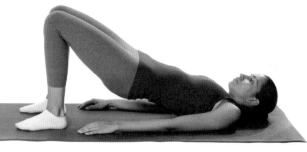

正確動作

注意
• 整個練習中你的臀部與軀幹保持穩定。如果需要，在橋式姿勢，用手協助支撐臀部。
• 保持腹部內縮臀部夾緊。

避免
• 使用背部肌肉取代臀肌及大腿後側肌群。
• 過度抬高臀部使得重心移到你的頸部

❸ 吸氣，左腳膝蓋往胸前靠近，腳趾尖前伸(下壓腳背)。

❹ 吐氣，腳趾尖前伸，降低你的腿直到腳趾尖觸到軟墊。務必保持骨盆水平。

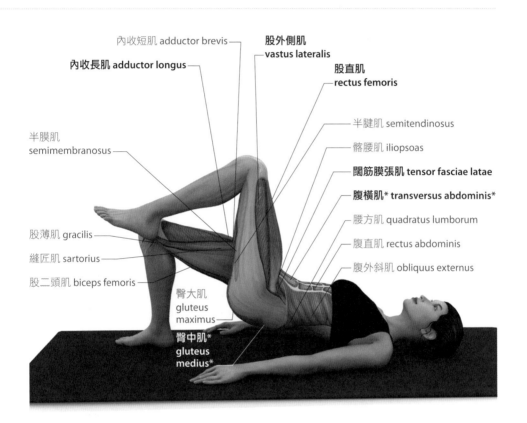

內收短肌 adductor brevis

股外側肌
vastus lateralis

內收長肌 adductor longus

股直肌
rectus femoris

半腱肌 semitendinosus

髂腰肌 iliopsoas

闊筋膜張肌 tensor fasciae latae

腹橫肌* transversus abdominis*

腰方肌 quadratus lumborum

腹直肌 rectus abdominis

腹外斜肌 obliquus externus

半膜肌
semimembranosus

股薄肌 gracilis

縫匠肌 sartorius

股二頭肌 biceps femoris

臀大肌
gluteus
maximus

臀中肌*
gluteus
medius*

❺ 吸氣，左膝蓋再次靠近胸前。重複步驟四到五次。

❻ 左腳放到軟墊上，換腳，並用右腳練習。重複步驟四到五次。

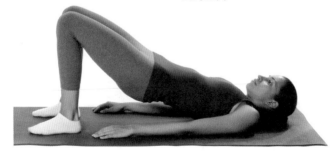

快速指南

目標
• 髖伸肌

優點
• 增加骨盆與脊椎的穩定度
• 增加髖屈肌耐力

如果你有…不建議操作
• 頸部問題
• 嚴重的膝蓋傷害

頸部提拉 NECK PULL

此為捲坐起身的進階版，頸部提拉運動需有強壯的腹肌為基礎。依賴軀幹維持在C形曲線，脊椎慢慢地捲起之後捲回。

此動作益於	
• 臀中肌 gluteus medius	• 髂腰肌 iliopsoas
• 臀大肌 gluteus maximus	• 股直肌 rectus femoris
• 腹直肌 rectus abdominis	• 縫匠肌 sartorius
• 腹橫肌 transversus abdominis	• 闊筋膜張肌 tensor fasciae latae
• 腰方肌 quadratus lumborum	• 恥骨肌 pectineus
• 半腱肌 semitendinosus	• 內收長肌 adductor longus
• 半膜肌 semimembranosus	• 內收短肌 adductor brevis
• 股二頭肌 biceps femoris	• 股薄肌 gracilis

❶ 平躺在地面，雙手放在後腦，手肘彎曲往兩側。你的雙腿伸直並稍微打開。

髂肌* iliacus*
內收短肌 adductor brevis
縫匠肌 sartorius
恥骨肌 pectineus
股薄肌 gracilis

闊筋膜張肌 tensor fasciae latae
髂腰肌* iliopsoas*
內收長肌 adductor longus

❷ 吸氣，頸部後面拉長並使用你的腹肌將頭與肩膀捲離軟墊。

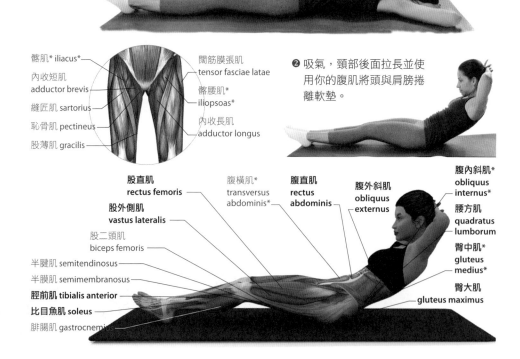

股直肌 rectus femoris
股外側肌 vastus lateralis
股二頭肌 biceps femoris
半腱肌 semitendinosus
半膜肌 semimembranosus
脛前肌 tibialis anterior
比目魚肌 soleus
腓腸肌 gastrocnemius

腹橫肌* transversus abdominis*
腹直肌 rectus abdominis
腹外斜肌 obliquus externus

腹內斜肌* obliquus internus*
腰方肌 quadratus lumborum
臀中肌* gluteus medius*
臀大肌 gluteus maximus

正確動作

注意
- 脊椎一節一節捲起時要專注在腹部肌肉上。
- 頸部提拉是捲坐起身練習的進階版，因此進展不要太快。
- 頸椎拉長並放鬆。

避免
- 頸部拉扯（忽略這個運動的名稱）。

❸ 吐氣，由頭部引導肚臍往脊椎內縮。軀幹離開軟墊向膝蓋前彎，背部形成一個C曲線。

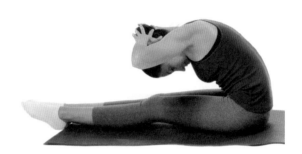

❹ 吸氣，脊椎一節一節往上拉直，從臀部住肩膀，直到坐高回到正中的位置。

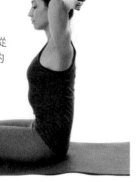

快速指南

目標
- 腹部肌肉

優點
- 彎曲時活化脊椎
- 強化腹肌

如果你有…不建議操作
- 頸椎問題
- 椎間盤突出

❺ 吐氣，從你的骨盆往下捲動，收縮腹肌直到回到起始姿勢。重複步驟四到六次。

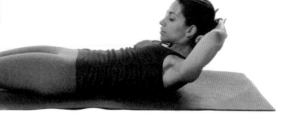

百次 II　THE HUNDRED II

進階運動，中級百次II是為了增進耐力並精進呼吸技巧而設計的。在開始手臂動作與循環前確保你正確地使用腹肌。

此動作益於

- 腹直肌 rectus abdominis
- 臀大肌 gluteus maximus
- 三角肌 deltoideus
- 肱二頭肌 biceps brachii
- 肱三頭肌 triceps brachii
- 伸指肌 extensor digitorum
- 胸鎖乳突肌 sternocleidomastoideus

❶ 仰臥平躺在地板上，雙手伸直放在身體二側。雙腿應該內收併攏，雙腿膝蓋彎曲垂直成90度。

❷ 吸氣，伸長你的雙臂時利用腹部抬高你的頭、頸部和肩膀。

正確動作

注意
- 用鼻子吸氣嘴巴吐氣，在練習中注意你的呼吸。

避免
- 頭部施力；保持你頸椎拉長放鬆，使用腹肌以維持上半身高度。

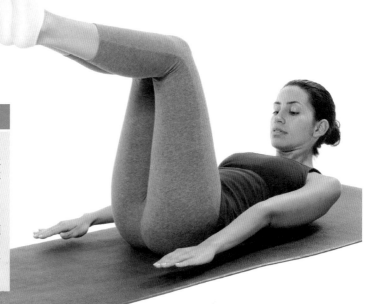

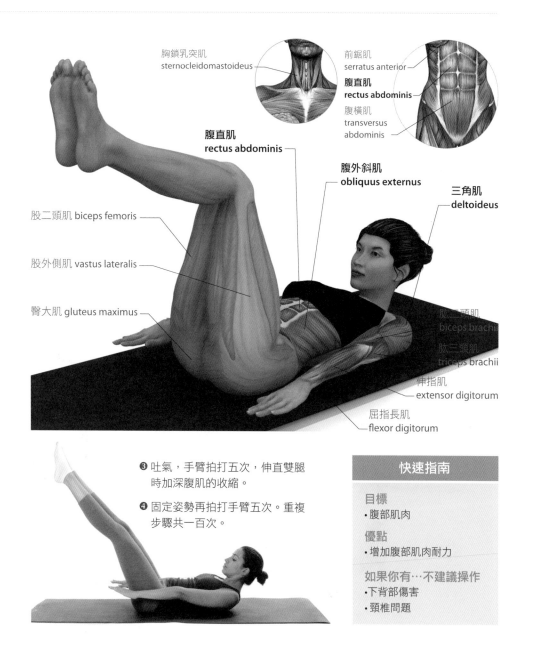

胸鎖乳突肌
sternocleidomastoideus

前鋸肌
serratus anterior

腹直肌
rectus abdominis

腹橫肌
transversus
abdominis

腹直肌
rectus abdominis

腹外斜肌
obliquus externus

三角肌
deltoideus

股二頭肌 biceps femoris

股外側肌 vastus lateralis

臀大肌 gluteus maximus

肱二頭肌
biceps brachii

肱三頭肌
triceps brachii

伸指肌
extensor digitorum

屈指長肌
flexor digitorum

❸ 吐氣，手臂拍打五次，伸直雙腿
時加深腹肌的收縮。

❹ 固定姿勢再拍打手臂五次。重複
步驟共一百次。

快速指南

目標
• 腹部肌肉

優點
• 增加腹部肌肉耐力

如果你有…不建議操作
• 下背部傷害
• 頸椎問題

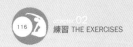
中級 INTERMEDIATE

範例步驟 SAMPLE SEQUENCES

　　這組練習是從初學者階段的基礎運動，融合更熟練的技巧與動作所發展出來的。你應可以精準與控制地執行這些練習且避免受傷，並從運動中獲得更多效益。每個練習操作四到六次。每個動作都遵守呼吸提示；不僅有助於適當的肌肉使用，同時也提供運動的流暢。運動之後的伸展對整體的柔軟度和肌肉的拉長是必須的。

建立更好的核心肌群 I

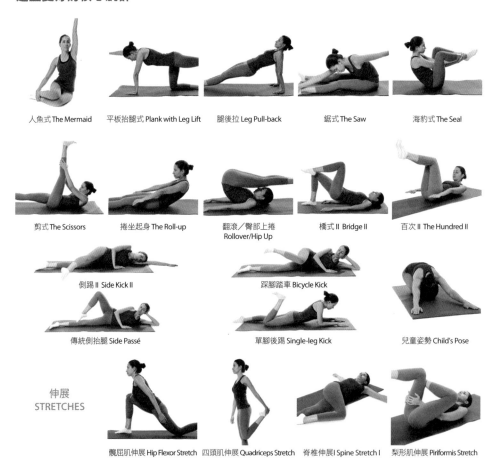

人魚式 The Mermaid　　平板抬腿式 Plank with Leg Lift　　腿後拉 Leg Pull-back　　鋸式 The Saw　　海豹式 The Seal

剪式 The Scissors　　捲坐起身 The Roll-up　　翻滾／臀部上捲 Rollover/Hip Up　　橋式 II Bridge II　　百次 II The Hundred II

側踢 II Side Kick II　　踩腳踏車 Bicycle Kick

傳統側抬腿 Side Passé　　單腳後踢 Single-leg Kick　　兒童姿勢 Child's Pose

伸展 STRETCHES

髖屈肌伸展 Hip Flexor Stretch　　四頭肌伸展 Quadriceps Stretch　　脊椎伸展 I Spine Stretch I　　梨形肌伸展 Piriformis Stretch

中級練習系列是針對脊椎屈曲的練習。在為數不少的練習中頭部皆需抬高，是個仰賴腹部肌肉參與的運動。如果在進行這些運動時有頸部疼痛的現象，開始時，可以摺一塊毛巾放在頭下面支撐，直到你能熟練地運用腹肌一而非你的脖子來抬高軀幹。

建立更好的核心肌群 II

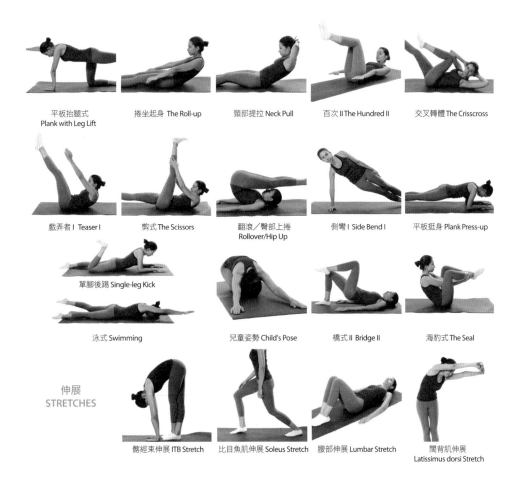

平板抬腿式
Plank with Leg Lift

捲坐起身 The Roll-up

頸部提拉 Neck Pull

百次 II The Hundred II

交叉轉體 The Crisscross

戲弄者 I Teaser I

剪式 The Scissors

翻滾／臀部上捲
Rollover/Hip Up

側彎 I Side Bend I

平板挺身 Plank Press-up

單腳後踢 Single-leg Kick

泳式 Swimming

兒童姿勢 Child's Pose

橋式 II Bridge II

海豹式 The Seal

伸展
STRETCHES

髂經束伸展 ITB Stretch

比目魚肌伸展 Soleus Stretch

腰部伸展 Lumbar Stretch

闊背肌伸展
Latissimus dorsi Stretch

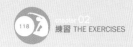
高級 ADVANCED

側轉體 THE TWIST

側轉體是訓練全身控制與平衡的綜合性運動。特別注重肩膀與腹部肌肉,也幫助雕塑腰線。

此動作益於	
• 闊背肌 latissimus dorsi	• 腹橫肌 transversus abdominis
• 腹直肌 rectus abdominis	• 內收大肌 adductor magnus
• 腹內斜肌 obliquus internus	• 內收長肌 adductor longus
• 腹外斜肌 obliquus externus	• 三角肌 deltoideus

❶ 從你的右側開始動作,雙腿向外伸直並牢牢地貼緊。右手放在肩膀正下方,利用側手臂平衡,將身體上推成側平板式。

❷ 吸氣,肚臍向脊椎內縮,臀部施力身體成為長槍姿勢(pike position)。左手臂向下拉橫越軀幹。

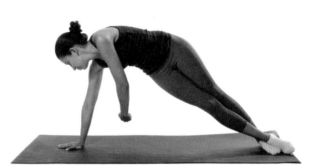

❸ 吐氣,回到側手臂平衡位置。

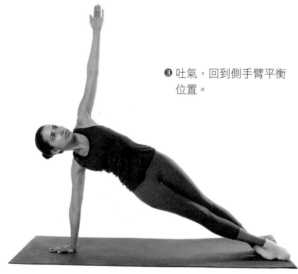

快速指南
目標
• 肩膀　• 腹部肌肉
優點
• 全身運動　• 建立耐力
如果你有…不建議操作
• 肩膀問題　• 背部疼痛
• 腰部傷害

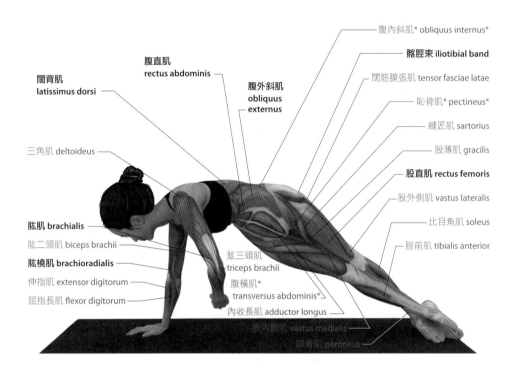

腹內斜肌* obliquus internus*

髂脛束 iliotibial band

闊背肌
latissimus dorsi

腹直肌
rectus abdominis

腹外斜肌
obliquus
externus

闊筋膜張肌 tensor fasciae latae

恥骨肌* pectineus*

縫匠肌 sartorius

股薄肌 gracilis

股直肌 rectus femoris

三角肌 deltoideus

股外側肌 vastus lateralis

肱肌 brachialis

比目魚肌 soleus

肱二頭肌 biceps brachii

脛前肌 tibialis anterior

肱橈肌 brachioradialis

肱三頭肌
triceps brachii

伸指肌 extensor digitorum

腹橫肌*
transversus abdominis*

屈指長肌 flexor digitorum

內收長肌 adductor longus

股內側肌 vastus medialis

腓骨肌 peroneus

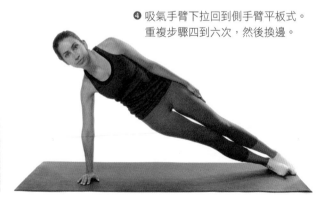

❹ 吸氣手臂下拉回到側手臂平板式。
重複步驟四到六次，然後換邊。

正確動作

注意
• 盡量拉長四肢。
• 保持肩膀穩定度。
• 抬高臀部減少你上半身的
  重量。

避免
• 讓你的肩膀落到肩胛。

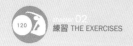

高級 ADVANCED

側踢 II SIDE KICK II

對修飾下半身效果顯著，側踢II也是加強脊椎並建立穩定度絕佳的方式。此運動挑戰自己每個踢的動作更平順與獨立。

正確動作
注意 •手肘推地，支撐上半身重量。 •保持你的頸部拉長並放鬆。 避免 •當腿部運動時，使你的臀與身體前後移動。

❶ 身體側躺手肘彎曲抱頭。你的雙腿併攏平行。

❷ 吸氣，上面的腿抬起與臀同高。腿向前伸出，踢兩次。

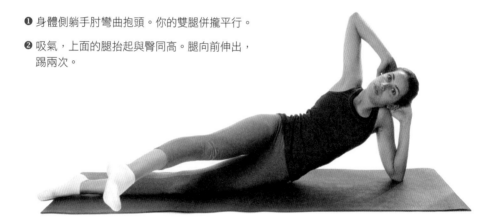

❸ 吐氣，腿向臀部後面擺動。將軀幹抬離軟墊並維持脊椎穩定。

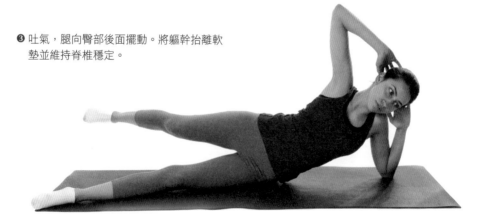

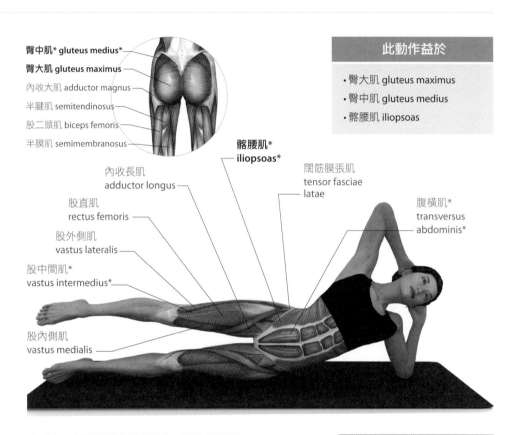

臀中肌* gluteus medius*

臀大肌 gluteus maximus

內收大肌 adductor magnus

半腱肌 semitendinosus

股二頭肌 biceps femoris

半膜肌 semimembranosus

髂腰肌*
iliopsoas*

內收長肌
adductor longus

闊筋膜張肌
tensor fasciae
latae

股直肌
rectus femoris

股外側肌
vastus lateralis

股中間肌*
vastus intermedius*

股內側肌
vastus medialis

腹橫肌*
transversus
abdominis*

此動作益於

- 臀大肌 gluteus maximus
- 臀中肌 gluteus medius
- 髂腰肌 iliopsoas

❹ 吸氣，重覆腿往前踢的動作，同時保持骨盆在止中位置，這一次勾腳。

❺ 吐氣，腿回到臀部高度。腳趾向外指，拉長髖部前側，腹斜肌上拉。每邊重複步驟八到十次。

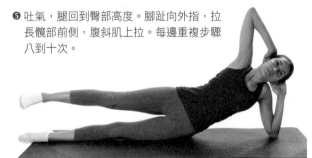

快速指南

目標
- 髖伸肌 • 髖屈肌 • 外展肌

優點
- 下肢運動時，挑戰脊椎的穩定度。

如果你有…不建議操作
- 肩膀問題。如果是這樣，在運動時保持頭部放在墊上。

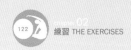
高級 ADVANCED

戲弄者 II TEASER II

這個嚴苛但有效的練習，需要絕對的腹肌控制。戲弄者二也有益於脊椎，因為捲動動作增強靈活度與延展性。

此動作益於	
• 髂腰肌 iliopsoas	• 腹外斜肌 obliquus externus
• 髂肌 iliacus	• 腹內斜肌 obliquus internus
• 腹直肌 rectus abdominis	• 腹橫肌 transversus abdominis

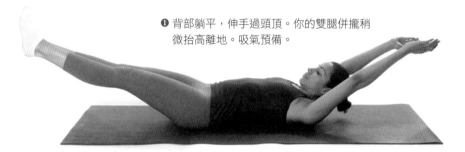

❶ 背部躺平，伸手過頭頂。你的雙腿併攏稍微抬高離地。吸氣預備。

❷ 從頭一節一節地捲曲脊椎往上，直到坐(重心)在坐骨後方。

❸ 吸氣，在坐骨後方平衡，手臂伸直往天花板。

正確動作
注意
•一節一節活動脊椎往上及往下捲曲。
•保持頸部拉長並放鬆。
•控制你的呼吸，幫助彎曲和支撐脊椎。

快速指南

目標
- 腹部肌肉

優點
- 增加腹肌力量與耐力。

如果你有⋯不建議操作
- 下背部疼痛

❹ 拉長軀幹吐氣，從腰椎到頭部，一節一節地捲曲脊椎往下回到軟墊上。重複三到五次。

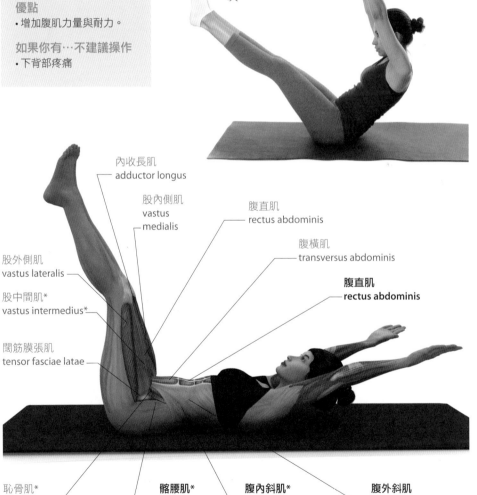

內收長肌
adductor longus

股內側肌
vastus
medialis

腹直肌
rectus abdominis

腹橫肌
transversus abdominis

股外側肌
vastus lateralis

股中間肌*
vastus intermedius*

腹直肌
rectus abdominis

闊筋膜張肌
tensor fasciae latae

恥骨肌*
pectineus*

髂腰肌*
iliopsoas*

腹內斜肌*
obliquus internus*

腹外斜肌
obliquus externus

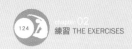

開腿搖滾 OPEN-LEG ROCKER

著重在腹部與臀部肌肉練習，開腿搖滾看似簡單，但這個練習帶來顯著的效果。當使用脊椎向後滾動時，控制地分配你的身體重量，你會成功地拉長目標肌肉並增加柔軟度。

此動作益於
• 腹直肌 rectus abdominis
• 腹內斜肌 obliquus internus
• 腹外斜肌 obliquus externus
• 腹橫肌 transversus abdominis
• 髂腰肌 iliopsoas
• 髂肌 iliacus

❶ 坐在軟墊上，握住腳踝或小腿。你的腿平行打開，膝蓋伸直。

❷ 吸氣，當坐骨捲離軟墊，腹肌緊收。不要讓你的重心超過肩胛骨中心。

❸ 吐氣，將身體捲回起點位置。重複六到八次。

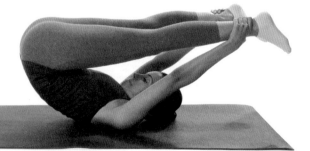

正確動作

注意
- 腹部肌肉緊緊地內縮。
- 保持你的頸部拉長並放鬆。

避免
- 向後滾到頸部。如果你無法停止，回到起點位置時膝蓋微彎。

快速指南

目標
- 腹部肌肉　・髖屈肌

優點
- 藉由滾動動作發展脊椎的穩定度

如果你有…不建議操作
- 椎間盤突出

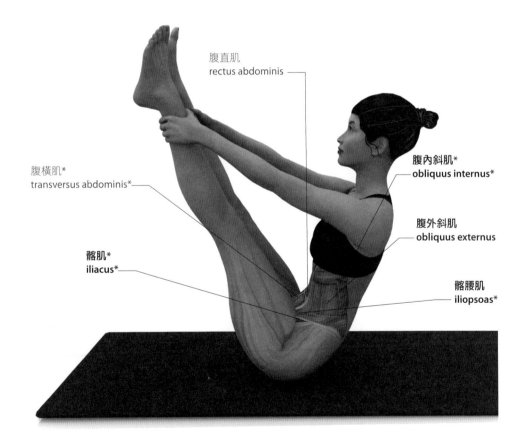

腹直肌
rectus abdominis

腹橫肌*
transversus abdominis*

髂肌*
iliacus*

腹內斜肌*
obliquus internus*

腹外斜肌
obliquus externus

髂腰肌*
iliopsoas*

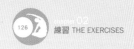
雙腿後踢 DOUBLE-LEG KICK

雙腿後踢，是以俯臥姿進行，幫助胸部與背部展開，以維持最大穩定度。增加的穩定度能讓你自由地專注在腿部與臀部練習。

正確動作

注意
- 在整個練習裡腹部肌肉向脊椎內縮。
- 保持你的頸部拉長並放鬆。

避免
- 移動得太快。　- 臀部抬離軟墊。

快速指南

目標
- 豎脊肌
- 髖伸肌

優點
- 擴展胸部，強化背肌，緊實大腿與臀部。

如果你有…不建議操作
- 頸椎問題
- 下背部刺痛

❶ 俯臥在地板上雙腿平行併攏，膝蓋彎曲。手臂彎曲將你的雙手重疊放在後腰。手肘垂到軟墊。

❷ 吐氣，維持骨盆穩定，彎膝振動三次呼吸。

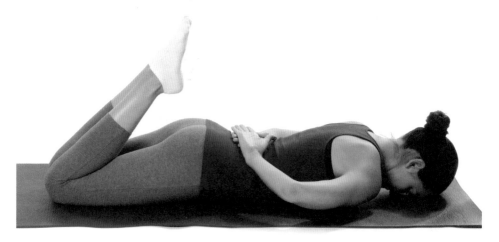

❸ 吸氣,伸直你的脊椎與臀部,兩腿分開,手臂向臀部後方延伸。肩胛骨內收,打開胸腔。

❹ 吐氣,雙腿收合膝蓋彎曲回到起點位置。手肘彎曲把手放在後腰位置。

❺ 重複步驟五到六次。

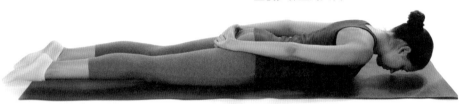

此動作益於

- 闊背肌 latissimus dorsi
- 豎脊肌 erector spinae
- 臀大肌 gluteus maximus
- 斜方肌 trapezius

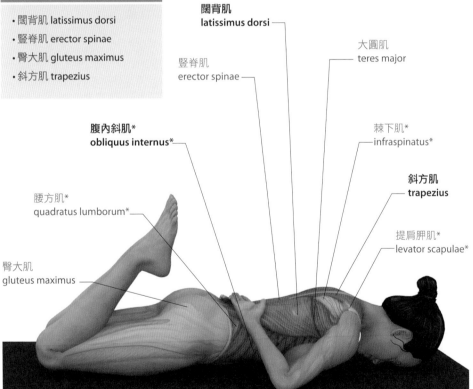

闊背肌
latissimus dorsi

大圓肌
teres major

豎脊肌
erector spinae

棘下肌*
infraspinatus*

腹內斜肌*
obliquus internus*

斜方肌
trapezius

腰方肌*
quadratus lumborum*

提肩胛肌*
levator scapulae*

臀大肌
gluteus maximus

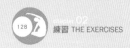
高級 ADVANCED

短平板式 SHORT PLANK

短平板式有效地運動上半身。與傳統伏地挺身相似，練習的重點在於脊椎的持續拉長與精準、謹慎的呼吸。

此動作益於

- 胸大肌 pectoralis major
- 前鋸肌 serratus anterior
- 腹直肌 rectus abdominis
- 腹內斜肌 obliquus internus
- 腹外斜肌 obliquus externus
- 腹橫肌 transversus abdominis
- 臀大肌 gluteus maximus
- 三角肌 deltoideus
- 闊背肌 latissimus dorsi
- 斜方肌 trapezius

❶ 膝蓋跪在軟墊上，雙手放在肩膀下方，以短平板式開始。吸氣，腹部肌肉內縮。

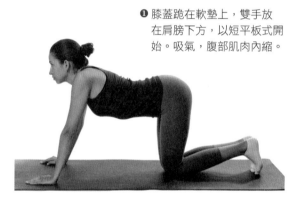

快速指南

目標
- 胸大肌
- 腹部肌肉
- 髖伸肌

優點
- 利用等長收縮運動強化肩膀穩定肌。

如果你有⋯不建議操作
- 不穩定的肩膀
- 手腕傷害

❷ 吐氣，兩腿伸直成為平板式。吸氣保持姿勢，腹部更往內收縮。

❸ 吐氣，控制地將膝蓋放回到軟墊上。吸氣並拉長脊椎。

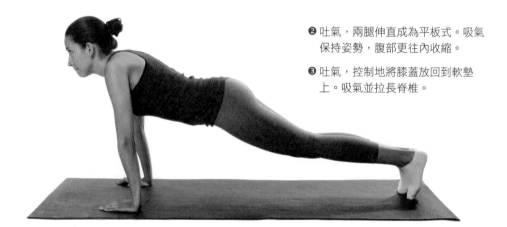

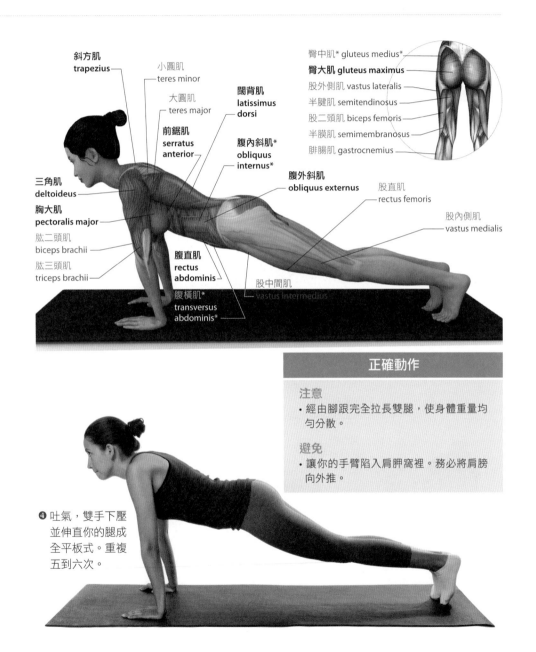

臀中肌* gluteus medius*
臀大肌 gluteus maximus
股外側肌 vastus lateralis
半腱肌 semitendinosus
股二頭肌 biceps femoris
半膜肌 semimembranosus
腓腸肌 gastrocnemius

斜方肌
trapezius
小圓肌
teres minor
大圓肌
teres major
闊背肌
latissimus
dorsi
前鋸肌
serratus
anterior
腹內斜肌*
obliquus
internus*
腹外斜肌
obliquus externus
股直肌
rectus femoris
三角肌
deltoideus
胸大肌
pectoralis major
肱二頭肌
biceps brachii
肱三頭肌
triceps brachii
股內側肌
vastus medialis
腹直肌
rectus
abdominis
股中間肌
vastus intermedius
腹橫肌*
transversus
abdominis*

正確動作

注意
· 經由腳跟完全拉長雙腿，使身體重量均
勻分散。

避免
· 讓你的手臂陷入肩胛窩裡。務必將肩膀
向外推。

❹ 吐氣，雙手下壓
並伸直你的腿成
全平板式。重複
五到六次。

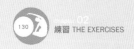

高級 ADVANCED

腿下拉 LEG PULL-DOWN

腿下拉的動作需要高度的平衡與手臂及腿的控制。在腿部伸直時，你的脊椎應保持長而直並像是在身體上方「浮動」。

正確動作

注意
- 保持你的臀部、肩膀和腳踝成一線，以達到最佳的重心分配。
- 保持你的頸部拉長並放鬆。

避免
- 疲勞時下背部下垂。

腹直肌
rectus abdominis

腹橫肌
transversus abdominis

股中間肌* vastus intermedius*

內收長肌 adductor longus

股直肌 rectus femoris

股外側肌 vastus lateralis

股內側肌 vastus medialis

❶ 採俯臥姿勢，用兩手撐起身體，手臂在肩膀下方伸直。你的雙腿伸直張開與臀部同寬度。

大圓肌
teres major

斜方肌
trapezius

小圓肌
teres minor

前鋸肌
serratus anterior

臀中肌*
gluteus medius*

臀大肌
gluteus maximus

半腱肌
semitendinosus

腓腸肌
gastrocnemius

三角肌
deltoideus

股二頭肌
biceps femoris

肱三頭肌
triceps brachii

胸大肌
pectoralis major

腹外斜肌
obliquus externus

肱二頭肌
biceps brachii

半膜肌
semimembranosus

腹內斜肌*
obliquus internus*

❷ 吸氣，左腳抬起臀部伸直，勾腳。

❸ 吐氣，左腿腳背下壓（踮腳），當重心從手臂轉移到右腳時，拉長軀幹，腳後跟伸展（腳後跟後推）。

此動作益於

- 胸大肌 pectoralis major
- 前鋸肌 serratus anterior
- 三角肌 deltoideus
- 腹直肌 rectus abdominis
- 腹內斜肌 obliquus internus
- 腹外斜肌 obliquus externus
- 腹橫肌 transversus abdominis
- 臀大肌 gluteus maximus
- 腓腸肌 gastrocnemius

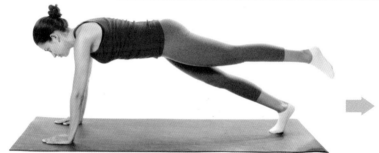

❹ 吸氣，將重心轉移到你的雙手，左腳勾腳。

❺ 吐氣，把左腳拉放到開始位置。交換腿每邊重複五到六次。

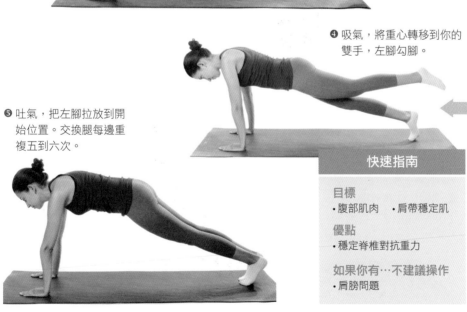

快速指南

目標
- 腹部肌肉
- 肩帶穩定肌

優點
- 穩定脊椎對抗重力

如果你有⋯不建議操作
- 肩膀問題

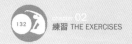
高級 ADVANCED

臀轉運動 HIP TWIST

另一個絕佳、強力的下半身練習，臀轉運動要求對腿部的控制與腹部肌肉的加強。

此動作益於

- 闊筋膜張肌 tensor fasciae latae
- 股直肌 rectus femoris
- 股外側肌 vastus lateralis
- 縫匠肌 sartorius
- 股二頭肌 biceps femoris
- 臀大肌 gluteus maximus

- 臀中肌 gluteus medius
- 髂脛束 iliotibial band
- 股內側肌 vastus medialis
- 股中間肌 vastus intermedius
- 內收長肌 adductor longus

❶ 坐在軟墊上，手放在身體後面支撐重量。雙腿平行並抬高到斜直線。

❷ 吸氣，用你的腹肌和肩膀穩定。

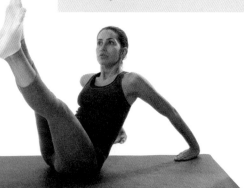

❸ 吐氣，開始把腿往身體另一側移動。

❹ 吐氣，雙腿繼續越過身體往下畫圓，直到仍能維持骨盆穩定的最低點。

❺ 吸氣，雙腿復位回到起點。重複四到六次。

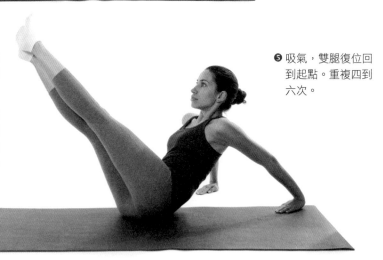

快速指南

目標
- 腹部肌肉

優點
- 強化腹部四塊肌肉，對抗地心引力與腿部重量

如果你有…不建議操作
- 背部疼痛
- 髖關節不穩定

正確動作

注意
- 側向移動時雙腳拉長。
- 從肩膀向外推高，使軀幹更容易活動
- 頸部拉長。

避免
- 頸部和肩膀的肌肉緊張。

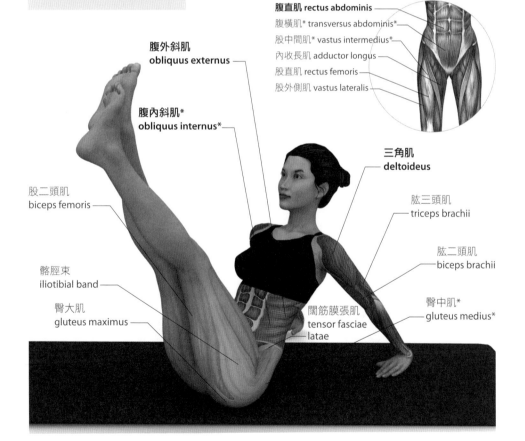

腹直肌 rectus abdominis
腹橫肌* transversus abdominis*
股中間肌* vastus intermedius*
內收長肌 adductor longus
股直肌 rectus femoris
股外側肌 vastus lateralis

腹外斜肌
obliquus externus

腹內斜肌*
obliquus internus*

股二頭肌
biceps femoris

髂脛束
iliotibial band

臀大肌
gluteus maximus

三角肌
deltoideus

肱三頭肌
triceps brachii

肱二頭肌
biceps brachii

臀中肌*
gluteus medius*

闊筋膜張肌
tensor fasciae latae

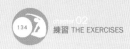
拍腳海豹式 SEAL WITH FOOT CLAP

拍腳海豹式幫助你專心達成更高階的平衡。當你的脊椎滾動時，進階版海豹式使用骨盆和深層腹肌，而非表層肌肉，來創造有範圍的動力。

正確動作

注意
• 讓動力幫助你向後滾動。

避免
• 讓你的背發出「砰」的聲音，這表示你需要收縮腹肌讓運動更平順。
• 滾太遠滾到你的頸椎—保持在你的肩胛骨位置。

❶ 坐在你的平衡點位置，稍微在你的坐骨後方，膝蓋彎曲往側邊打開。

❷ 腳掌併攏離地，從大腿內側握住腳踝。腳掌拍合三次。

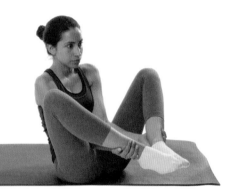

❸ 吸氣滾動到上背部，下腹部肌肉緊縮並抬高臀部。縮臀讓身體抬得更高。腳掌拍合三次。

快速指南

目標
• 骨盆穩定肌　• 深層腹肌

如果你有…不建議操作
• 嚴重的頸部疼痛
• 手肘傷害

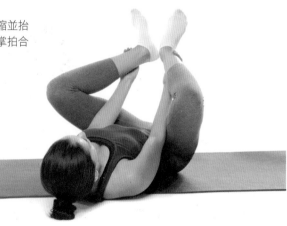

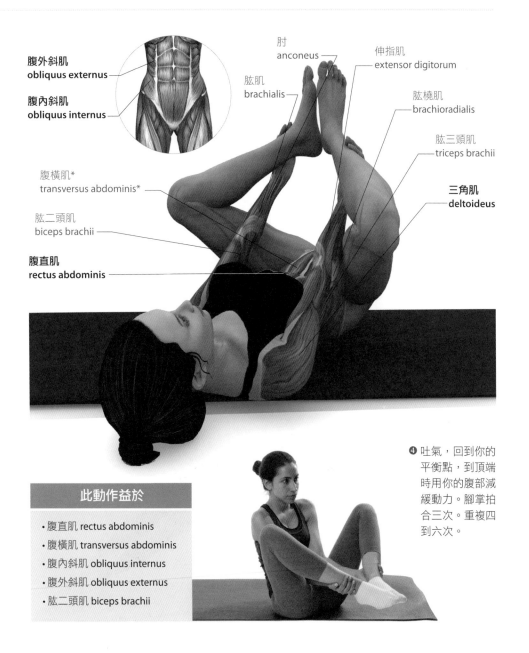

腹外斜肌
obliquus externus

腹內斜肌
obliquus internus

肘
anconeus

伸指肌
extensor digitorum

肱肌
brachialis

肱橈肌
brachioradialis

肱三頭肌
triceps brachii

腹橫肌*
transversus abdominis*

三角肌
deltoideus

肱二頭肌
biceps brachii

腹直肌
rectus abdominis

❹ 吐氣，回到你的平衡點，到頂端時用你的腹部減緩動力。腳掌拍合三次。重複四到六次。

此動作益於

- 腹直肌 rectus abdominis
- 腹橫肌 transversus abdominis
- 腹內斜肌 obliquus internus
- 腹外斜肌 obliquus externus
- 肱二頭肌 biceps brachii

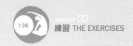

側彎 II　SIDE BEND II

　　側彎二是側彎的專業版本，而且強調上半身與腹部肌肉。你應該試著做一個長、平緩的延伸以達到最大伸展，同時平均分配體重。

此動作益於

- 腹直肌 rectus abdominis
- 腹外斜肌 obliquus externus
- 股直肌 rectus femoris
- 闊筋膜張肌 tensor fasciae latae
- 股外側肌 vastus lateralis
- 收肌 adductor magnus
- 內收長肌 adductor longus
- 股二頭肌 biceps femoris
- 臀大肌 gluteus maximus

快速指南

目標
- 肩帶穩定肌
- 腹斜肌

優點
- 強化脊椎的側屈肌與肩帶
- 穩定身體

如果你有⋯不建議操作
- 肩膀疼痛
- 手腕疼痛

❶ 以半側躺姿勢開始，雙腿併攏與軟墊平行，用一隻手支撐。

❷ 吸氣。支撐手往上推，雙腿併攏，身體往上推高呈側彎姿勢，手臂伸直過頭。

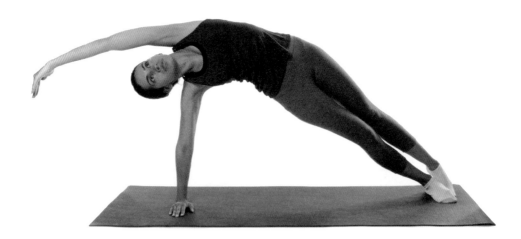

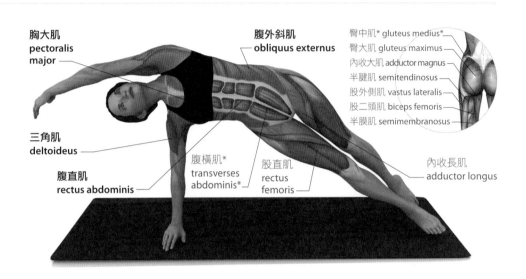

胸大肌
pectoralis
major

腹外斜肌
obliquus externus

臀中肌* gluteus medius*
臀大肌 gluteus maximus
內收大肌 adductor magnus
半腱肌 semitendinosus
股外側肌 vastus lateralis
股二頭肌 biceps femoris
半膜肌 semimembranosus

三角肌
deltoideus

腹橫肌*
transverses
abdominis*

股直肌
rectus
femoris

內收長肌
adductor longus

腹直肌
rectus abdominis

❸ 吐氣，軀幹放鬆往下回到開始位置。

❹ 每邊重複步驟五到六次。

正確動作

注意
- 頸部拉長。
- 上推讓身體遠離肩膀，往上拉讓腹部肌肉更容易活動。
- 臀部抬高減少上半身的重量。
- 手臂與雙腿拉長並向外伸直，增加肌肉的延展與活動。

避免
- 頸部肌肉緊繃。

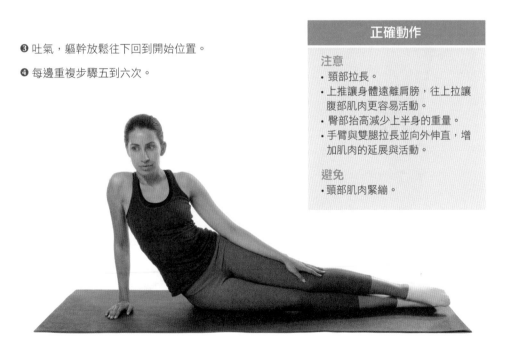

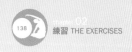

高級 ADVANCED

立姿伏地挺身 PUSH-UP

傳統的伏地挺身是所
有健身計畫中，耐力的基
礎。在開始與結束時，藉
由脊椎上下捲動，增加脊
椎的長度與空間，並預備
全身精準與控制的運動。

此動作益於	
• 腹直肌 rectus abdominis	• 肱三頭肌 triceps brachii
• 腹橫肌 transversus abdominis	• 斜方肌 trapezius
• 腹外斜肌 obliquus externus	• 臀大肌 gluteus maximus
• 腹內斜肌 obliquus internus	• 胸大肌 pectoralis major

❶ 站在軟墊後方，吸氣肚
臍往脊椎內縮。

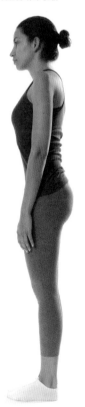

❷ 吐氣，，脊椎一節一節
地捲曲往下，雙手觸
地往前走，直到手臂
在肩膀正下方成為平
板式。

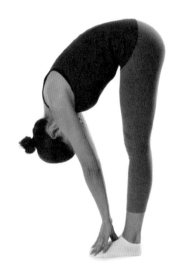

❸ 吸氣腹部肌肉往脊椎內縮來調整你
的身體。縮臀雙腿併攏，由腳跟往
外延伸，讓身體成為一條直線。

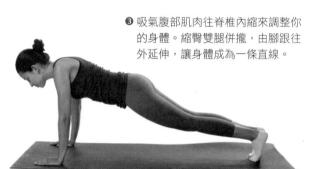

正確動作

注意
- 在進行伏地挺身時，保持頭與頸部拉長及放鬆。
- 緊收臀部肌肉與腹部肌肉收，幫助穩定。

避免
- 肩膀往耳朵推高。

快速指南

目標
- 胸大肌　　• 肱二頭肌　　• 肱三頭肌

優點
- 加強核心穩定肌、肩膀、背部、臀部與胸部肌肉。

如果你有…不建議操作
- 肩膀問題　　• 手腕傷害　　• 下背部疼痛

❹ 吐氣，手肘彎曲，降低身體。吸氣，手肘伸直身體上推。重複八次。

❺ 吸氣，臀部往空中抬高，雙手走回腳前方。吐氣，脊椎慢慢地一節一節往上捲回到起始位置。重複整個練習三次。

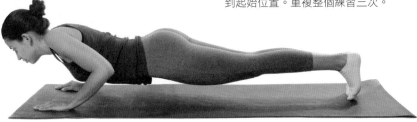

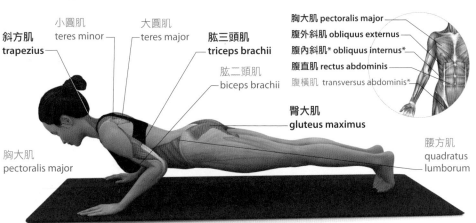

斜方肌
trapezius

小圓肌
teres minor

大圓肌
teres major

肱三頭肌
triceps brachii

肱二頭肌
biceps brachii

胸大肌
pectoralis major

胸大肌 pectoralis major
腹外斜肌 obliquus externus
腹內斜肌* obliquus internus*
腹直肌 rectus abdominis
腹橫肌 transversus abdominis*

臀大肌
gluteus maximus

腰方肌
quadratus
lumborum

側抬腿 SIDE LEG LIFT

側抬腿運用了斜腹肌並幫助拉長所有主要肌肉。利用這個機會專注於身體平衡與穩定。

正確動作

注意
• 雙腿抬高前縮臀使骨盆更穩定。
• 拉長頸部和頭部減少頸部的壓力與緊張。
• 手朝著大腿往下滑拉長遠離耳朵。

此動作益於

• 腹直肌 rectus abdominis
• 腹橫肌 transversus abdominis
• 腹外斜肌 obliquus externus
• 腹內斜肌 obliquus internus

❶ 側躺，一手彎曲，支撐你的頭部，另一手臂沿著大腿伸直。雙腿併攏向外伸直。

❷ 吸氣預備。

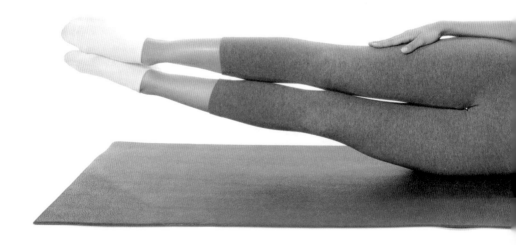

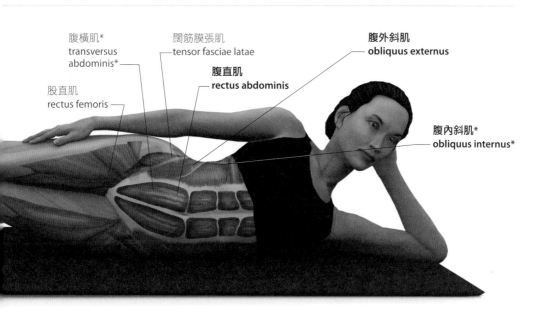

腹橫肌*
transversus
abdominis*

闊筋膜張肌
tensor fasciae latae

腹外斜肌
obliquus externus

股直肌
rectus femoris

腹直肌
rectus abdominis

腹內斜肌*
obliquus internus*

❸ 吐氣，雙腿抬高。

❹ 吸氣，雙腿放回軟墊上。

❺ 每一邊重複步驟四到六次。

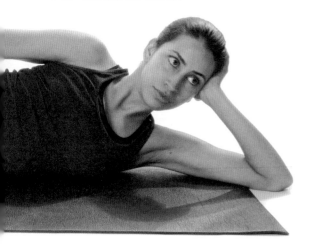

快速指南

目標
• 腹斜肌

優點
• 加強並穩定身體

如果你有…不建議操作
• 下背部疼痛

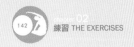
跪姿側踢 I　KNEELING SIDE KICK I

　　跪姿側踢 I 又稱為高跪姿側踢，刺激全身幾個主要的肌肉群，並加強平衡與肌肉長度。進行這些挑戰的動作時，深而完整的呼吸，幫助你使每個伸展達到最大效果。

正確動作

注意
- 腿部運動時軀幹對齊保持較佳的平衡。
- 放鬆並拉長頸部避免壓迫。
- 腿部拉長並向外延伸可在運動中獲得較好的控制。

避免
- 下垂到頸部或肩膀。
- 讓你的肩膀垂落到肩關節。

❶ 跪在軟墊上，一腿往側邊伸直另一腿在臀部下方對齊。

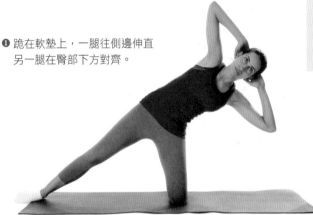

❷ 雙手抱頭，手肘往兩邊延伸。

❸ 吸氣，將拉長的腿抬高離開軟墊，最高拉到與臀部。

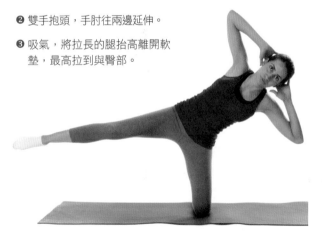

快速指南

目標
- 外展肌　・腹部肌肉
- 臀部肌肉

優點
- 修飾腰線

如果你有…不建議操作
- 膝蓋疼痛／傷害
- 背部疼痛

❹ 吐氣，抬高的腿往前拉，踮腳 (壓腳背) 指然後向後勾腳而不移動臀部。

❺ 重複步驟五到六次。

闊背肌 latissimus dorsi
臀中肌* gluteus medius*
臀大肌 gluteus maximus
股外側肌 vastus lateralis
半腱肌 semitendinosus
股二頭肌 biceps femoris
半膜肌 semimembranosus

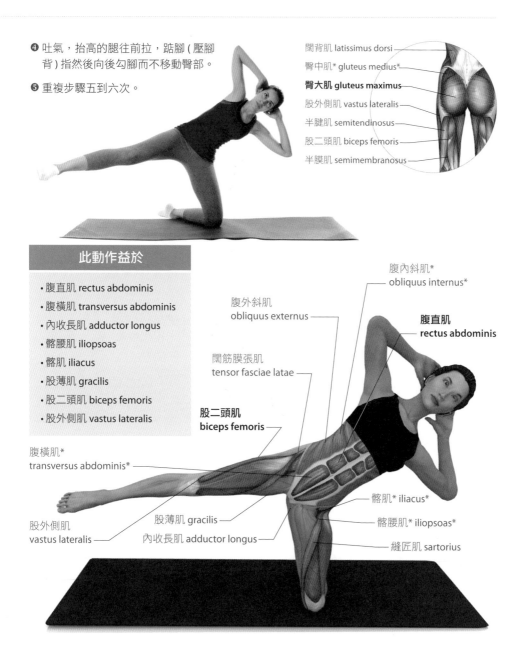

此動作益於

- 腹直肌 rectus abdominis
- 腹橫肌 transversus abdominis
- 內收長肌 adductor longus
- 髂腰肌 iliopsoas
- 髂肌 iliacus
- 股薄肌 gracilis
- 股二頭肌 biceps femoris
- 股外側肌 vastus lateralis

腹內斜肌*
obliquus internus*

腹外斜肌
obliquus externus

腹直肌
rectus abdominis

闊筋膜張肌
tensor fasciae latae

股二頭肌
biceps femoris

腹橫肌*
transversus abdominis*

髂肌* iliacus*

髂腰肌* iliopsoas*

股外側肌
vastus lateralis

股薄肌 gracilis

內收長肌 adductor longus

縫匠肌 sartorius

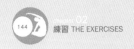
高級 ADVANCED

腹斜肌下捲 OBLIQUE ROLL-DOWN

　　C形曲線是腹斜肌運動中最重要
的。監控你的腹肌並利用肚臍，在脊椎
回捲或是旋轉的動作時，引導確認使用
這些肌肉並支撐脊椎。

此動作益於
• 腹外斜肌 obliquus externus
• 腹內斜肌 obliquus internus
• 腹直肌 rectus abdominis
• 腹橫肌 transversus abdominis

❶ 雙手向外伸直坐在軟墊
　上，與地面平行，膝蓋
　彎曲併攏。

❷ 吸氣，收縮腹肌，肚臍往
　脊椎內縮，並向上拉長脊
　椎。

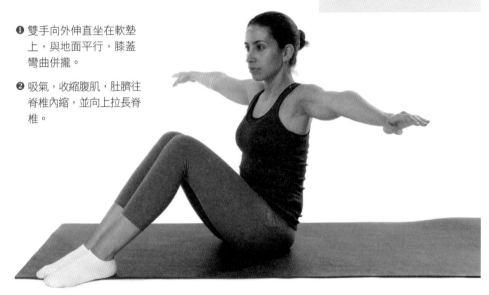

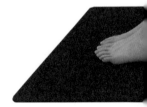

正確動作

注意
• 下捲時伸長雙臂貫穿軀幹製造反向力。
• 放鬆並拉長頸部預防緊繃。
• 上下捲動時脊椎一節一節地活動。
• 用一個長而且緩慢的吸吐輔助運動。

避免
• 頸部和肩部肌肉緊繃。

❸ 吐氣，身體向後捲動同時
軀幹向側邊旋轉。

❹ 吸氣，保持脊椎彎曲，身
體轉回中心位置。

❺ 吐氣，轉向另一邊，加深
腹部收縮。

❻ 吸氣，回到中心，每邊重
複步驟六次。

快速指南

目標
• 腹斜肌

優點
• 以腹斜肌為目標，挑戰
維持C曲線的能力。

如果你有⋯不建議操作
• 椎間盤突出

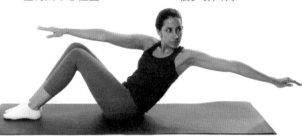

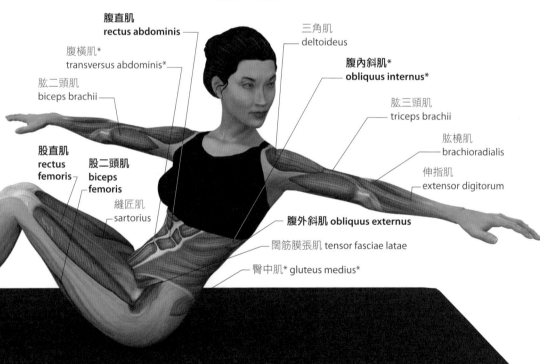

腹直肌
rectus abdominis

腹橫肌*
transversus abdominis*

肱二頭肌
biceps brachii

股直肌
rectus femoris

股二頭肌
biceps femoris

縫匠肌
sartorius

三角肌
deltoideus

腹內斜肌*
obliquus internus*

肱三頭肌
triceps brachii

肱橈肌
brachioradialis

伸指肌
extensor digitorum

腹外斜肌 obliquus externus

闊筋膜張肌 tensor fasciae latae

臀中肌* gluteus medius*

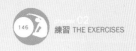

高級 ADVANCED

橋式 III　BRIDGE III

以初級和中級的橋式動作為基礎，此練習的第三版本將橋式運動帶向極致，透過完美的平板式，訓練腿、臀部與脊椎的協調性。

此動作益於

- 臀大肌 gluteus maximus
- 臀中肌 gluteus medialis
- 腰方肌 quadriceps lumborum
- 闊筋膜張肌 tensor fasciae latae
- 腹直肌 rectus abdominis
- 腹橫肌 transversus abdominis
- 半腱肌 semitendinosus
- 半膜肌 semimembranosus
- 股二頭肌 biceps femoris

正確動作

注意
- 整個動作維持平板姿勢。
- 在整個練習中保持你的頸部拉長且放鬆。
- 活化深層核心肌肉。

避免
- 讓臀部從平板式位置抬高或下垂

❶ 仰臥在軟墊上，雙手放在身體兩側，腿打開與臀同寬、膝蓋彎曲、雙腳平放於地面。

❷ 吸氣預備，然後吐氣，臀部抬離軟墊，從膝蓋到肩膀形成一條長直線。

❸ 吸氣，右腳朝天空抬高，腳趾往上指。

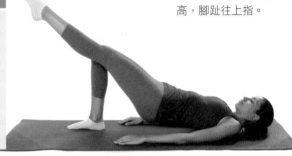

❹ 吐氣，勾腳。

❺ 腿伸直下降，從身體把腿拉長，自肩膀到腳踝製造出一直線。

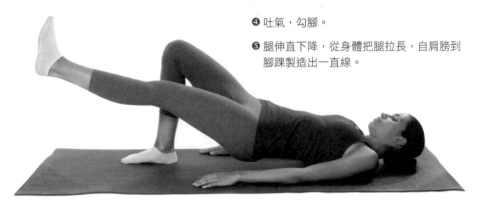

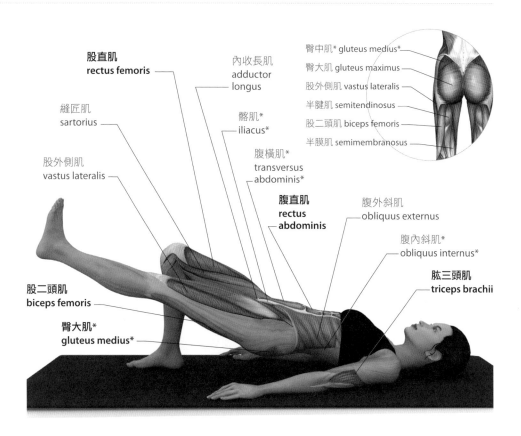

臀中肌* gluteus medius*
臀大肌 gluteus maximus
股外側肌 vastus lateralis
半腱肌 semitendinosus
股二頭肌 biceps femoris
半膜肌 semimembranosus

股直肌
rectus femoris

內收長肌
adductor
longus

縫匠肌
sartorius

髂肌*
iliacus*

股外側肌
vastus lateralis

腹橫肌*
transversus
abdominis*

腹直肌
rectus
abdominis

腹外斜肌
obliquus externus

腹內斜肌*
obliquus internus*

股二頭肌
biceps femoris

臀大肌*
gluteus medius*

肱三頭肌
triceps brachii

快速指南

目標
• 髖伸肌

優點
• 增加髖屈肌的強度與耐
　力以及脊椎的穩定

如果你有⋯不建議操作
• 頸部問題

❻ 吸氣,把腳往天花板抬
　高,腳趾上指。

❼ 重複步驟四到六次,然
　後換腳。

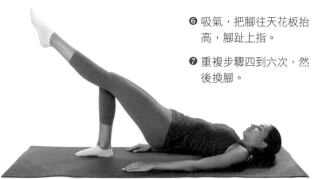

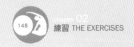
練習 02

高級 ADVANCED

摺疊刀式 JACKKNIFE

摺疊刀式需要精準的控制腹部、臀部還有大腿肌群,就可獲得全部的效益。當腿部往空中伸直時,脊椎應可以儘量拉長。

此動作益於

- 腹直肌 rectus abdominis
- 腹橫肌 transversus abdominis
- 臀大肌 gluteus maximus
- 臀中肌 gluteus medius
- 肱三頭肌 triceps brachii
- 內收長肌 adductor longus

快速指南

目標
- 腹部肌肉　• 內側大腿　• 臀部

優點
- 強化臀部和脊椎伸肌
- 挑戰脊椎的穩定以對抗旋轉

如果你有…不建議操作
- 頸部或肩膀問題
- 椎間盤突出

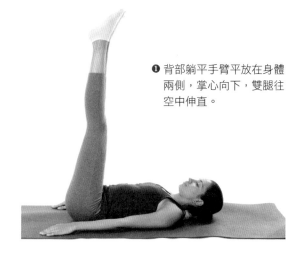

❶ 背部躺平手臂平放在身體兩側,掌心向下,雙腿往空中伸直。

❷ 吸氣預備。吐氣,縮臀並往脊椎方向內縮肚臍,把腿抬高超過你的頭部。

❸ 雙腿保持與地面平行,重心放在肩膀上。

❹ 吸氣,手臂往地面施力,臀部往上抬高。

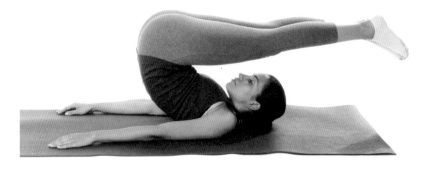

❺ 以控制的、向上的動作，
　將你的雙腿往空中伸直。

❻ 吐氣，脊椎下捲，掌心往
　地面施力以緩慢移動。

❼ 吸氣，雙腿朝著地面降低
　同時保持筆直。

❽ 背部平躺於地，緊縮大腿
　內側肌群。

❾ 重複步驟三至四次。

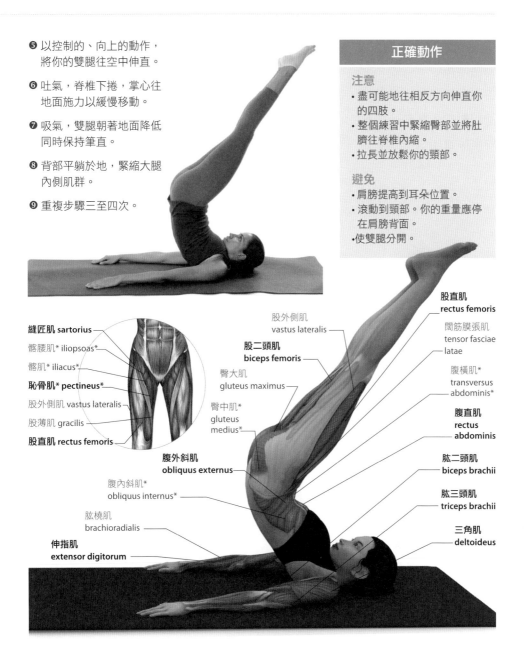

正確動作

注意
- 盡可能地往相反方向伸直你的四肢。
- 整個練習中緊縮臀部並將肚臍往脊椎內縮。
- 拉長並放鬆你的頸部。

避免
- 肩膀提高到耳朵位置。
- 滾動到頸部。你的重量應停在肩膀背面。
- 使雙腿分開。

縫匠肌 sartorius
髂腰肌* iliopsoas*
髂肌* iliacus*
恥骨肌* pectineus*
股外側肌 vastus lateralis
股薄肌 gracilis
股直肌 rectus femoris

股外側肌
vastus lateralis

股二頭肌
biceps femoris

臀大肌
gluteus maximus

臀中肌*
gluteus medius*

腹外斜肌
obliquus externus

腹內斜肌*
obliquus internus*

肱橈肌
brachioradialis

伸指肌
extensor digitorum

股直肌
rectus femoris

闊筋膜張肌
tensor fasciae latae

腹橫肌*
transversus abdominis*

腹直肌
rectus abdominis

肱二頭肌
biceps brachii

肱三頭肌
triceps brachii

三角肌
deltoideus

開瓶器（螺旋運動） Corkscrew

摺疊刀式的延伸，開瓶器（螺旋運動）藉由不同的體位，使用相同的肌肉。務必使畫圓動作緩慢、精準，不需要太大，以維時最佳的穩定度。

此動作益於

- 恥骨肌 pectineus
- 內收長肌 adductor longus
- 股薄肌 gracilis
- 闊筋膜張肌 tensor fasciae latae
- 縫匠肌 sartorius
- 股直肌 rectus femoris
- 髂肌 iliacus
- 髂腰肌 iliopsoas
- 股外側肌 vastus lateralis
- 臀大肌 gluteus maximus
- 腹直肌 rectus abdominis
- 腹橫肌 transversus abdominis
- 腹外斜肌 obliquus externus
- 腹內斜肌 obliquus internus

正確動作

注意
- 運動中保持肚臍靠近脊椎。
- 使圓圈儘量小一些以維持穩定度。
- 放鬆並拉長頸部。

避免
- 後滾到頸部。
- 讓你的背部拱起離開軟墊。

❶ 平躺在軟墊上，雙腿往空中伸直，手臂放在身體兩側，掌心緊貼地板。

❷ 吸氣預備。吐氣，肚臍往脊椎內縮。

❸ 雙腿往左邊，向下畫圓、反向往右完成一個圓。

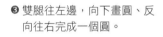

❹ 吸氣，變換方向。

❺ 重複步驟六次，交替方向。

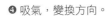

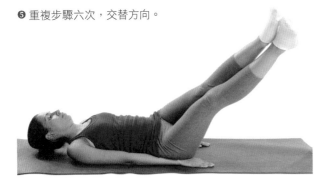

臀中肌* gluteus medius*
臀大肌 gluteus maximus
股外側肌 vastus lateralis
半腱肌 semitendinosus
股二頭肌 biceps femoris
半膜肌 semimembranosus

恥骨肌
pectineus

內收長肌 adductor longus

股內側肌
vastus medialis

縫匠肌
sartorius

股薄肌
gracilis

腹橫肌*
transversus
abdominis*

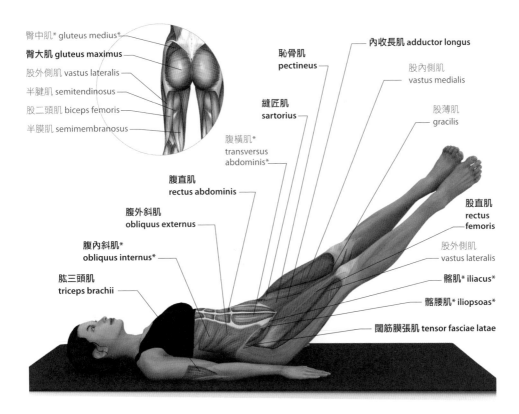

腹直肌
rectus abdominis

腹外斜肌
obliquus externus

腹內斜肌*
obliquus internus*

肱三頭肌
triceps brachii

股直肌
rectus
femoris

股外側肌
vastus lateralis

髂肌* iliacus*

髂腰肌* iliopsoas*

闊筋膜張肌 tensor fasciae latae

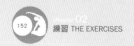
高級 ADVANCED

跪姿側踢 II KNEELING SIDE KICK II

維持正中位置平衡是成跪姿側踢的關鍵。試著用腿部連接每一個動作，在踢與彎曲時維持脊椎與臀部穩定。

此動作益於

- 臀中肌 gluteus medius
- 臀大肌 gluteus maximus
- 內收長肌 adductor longus
- 腹直肌 rectus abdominis
- 腹橫肌 transversus abdominis
- 恥骨肌 pectineus
- 內收長肌 adductor longus

- 股薄肌 gracilis
- 闊筋膜張肌 tensor fasciae latae
- 縫匠肌 sartorius
- 股直肌 rectus femoris
- 髂肌 iliacus
- 髂腰肌 iliopsoas
- 股外側肌 vastus lateralis

正確動作

注意
- 手掌推地承重，幫助保持平衡。
- 頸部拉長且放鬆。
- 身體對齊讓肩膀、臀部與腿排成一列，更能夠活化深層肌肉。

避免
- 腿部搖晃的動作—反之，以較小的動作取代。

❶ 高跪姿，單手撐地在肩膀正下方，指尖朝外。另一手放在頭後方。

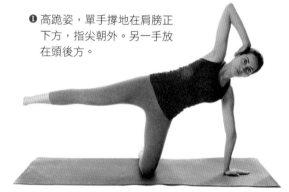

❷ 上腿伸直抬高與臀部等高，從腳跟向外延伸。維持整個身體在同一個平面對齊而不旋轉。

❸ 吸氣，上腿往你的身體前方直踢，勾腳，儘可能不移動腰部。

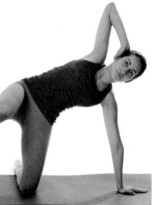

快速指南

目標
- 腿外展肌
- 腹部肌肉

如果你有⋯不建議操作
- 腕部問題
- 嚴重的背部疼痛
- 肩膀問題
- 抬高超高肩膀高度產生的疼痛

④ 吐氣，腿拉到身體後面，趾尖伸直保持與臀同高。

⑤ 每邊重複步驟十次。

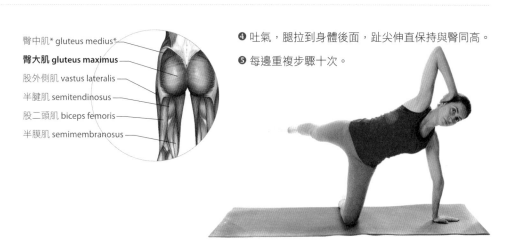

臀中肌* gluteus medius*

臀大肌 gluteus maximus

股外側肌 vastus lateralis

半腱肌 semitendinosus

股二頭肌 biceps femoris

半膜肌 semimembranosus

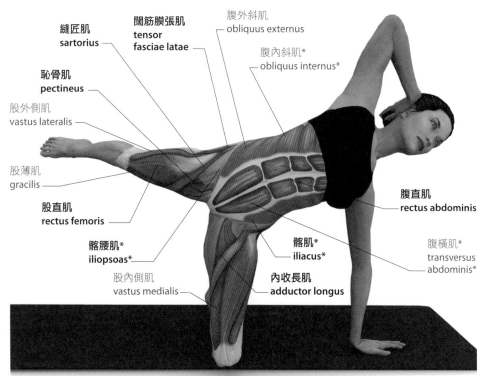

縫匠肌 sartorius

闊筋膜張肌 tensor fasciae latae

腹外斜肌 obliquus externus

腹內斜肌* obliquus internus*

恥骨肌 pectineus

股外側肌 vastus lateralis

股薄肌 gracilis

腹直肌 rectus abdominis

股直肌 rectus femoris

髂腰肌* iliopsoas*

髂肌* iliacus*

腹橫肌* transversus abdominis*

股內側肌 vastus medialis

內收長肌 adductor longus

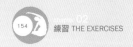

高級 ADVANCED

平衡控制 CONTROL BALANCE

另一個主要針對下半身肌肉廣泛性的練習,在平衡控制練習中列示幾個主要的彼拉提斯原則。如同許多其他練習,為了避免頸部與脊椎的壓力,你應該平均地分配你的重量。

此動作益於	
• 臀大肌 gluteus maximus	• 股直肌 rectus femoris
• 臀中肌 gluteus medius	• 髂肌 iliacus
• 腹橫肌 transversus abdominis	• 髂腰肌 iliopsoas
• 腹直肌 rectus abdominis	• 股外側肌 vastus lateralis
• 腹外斜肌 obliquus externus	• 股內側肌 vastus medialis
• 腹內斜肌 obliquus internus	• 縫匠肌 sartorius
• 闊筋膜張肌 tensor fasciae latae	

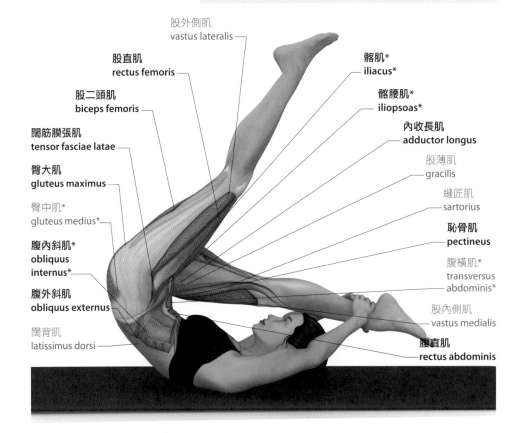

股外側肌
vastus lateralis

股直肌
rectus femoris

股二頭肌
biceps femoris

闊筋膜張肌
tensor fasciae latae

臀大肌
gluteus maximus

臀中肌*
gluteus medius*

腹內斜肌*
obliquus
internus*

腹外斜肌
obliquus externus

闊背肌
latissimus dorsi

髂肌*
iliacus*

髂腰肌*
iliopsoas*

內收長肌
adductor longus

股薄肌
gracilis

縫匠肌
sartorius

恥骨肌
pectineus

腹橫肌*
transversus
abdominis*

股內側肌
vastus medialis

腹直肌
rectus abdominis

❶ 背部躺平，手臂在頭頂方向，掌心朝下雙腿採取彼拉提斯第一式位置。

❷ 吸氣預備。吐氣，收縮大腿內側肌群，將雙腳往空中拉長，腳跟併攏。吸氣，保持姿勢不動。

❸ 吐氣，手臂往地面推，重心坐落在肩膀，抬高臀部雙腿往上伸長。

❹ 縮臀、肚臍往脊椎內縮，維持臀部高度。

❺ 吸氣，一腿朝著頭部降低。

❻ 用雙手握住你的小腿，同時，另一腿往空中抬得更高。

❼ 吐氣，下拉小腿振動二次。

❽ 換腿振動二次。

❾ 每隻腳重複步驟六次。

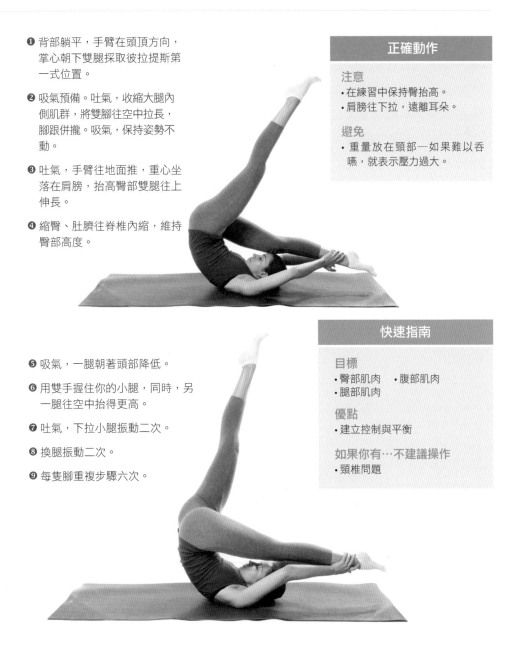

正確動作

注意
• 在練習中保持臀抬高。
• 肩膀往下拉，遠離耳朵。

避免
• 重量放在頸部—如果難以吞嚥，就表示壓力過大。

快速指南

目標
• 臀部肌肉　• 腹部肌肉
• 腿部肌肉

優點
• 建立控制與平衡

如果你有…不建議操作
• 頸椎問題

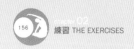
星式 THE STAR

進行充滿挑戰、以上半身與下半身為目標的星式練習，論證了彼拉提斯技巧的奧秘。讓四肢的肌肉有空間延展、並在肩膀與其他身體部位進行單邊運動時，保持平衡。

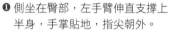

此動作益於

- 腹橫肌 transversus abdominis
- 腹直肌 rectyus abdominis
- 腹內斜肌 obliqnus internus
- 腹外斜肌 obliqnus externus
- 股外側肌 vastus lateralis
- 股內側肌 vastus medialis
- 股直肌 rectus femoris
- 縫匠肌 sartorius
- 肱三頭肌 triceps brachii
- 三角肌 deltoideus

快速指南

目標
- 腹部肌肉
- 腿部肌肉

優點
- 強化上半身

如果你有…不建議操作
- 腕部問題或頸部疼痛

❶ 側坐在臀部，左手臂伸直支撐上半身，手掌貼地，指尖朝外。

❷ 膝蓋彎曲腳踝併攏貼合，上面的腳放在前面（你可用人魚式的坐姿）。

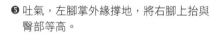

❸ 吸氣，將左手臂往地板推，上抬身體成為側平板式。

❹ 雙腿伸直維持臀部抬高，右手往空中延伸，左手保持強壯與穩定。

❺ 吐氣，左腳掌外緣撐地，將右腳上抬與臀部等高。

❻ 吸氣，右腿往身體前方直踢。

❼ 勾腳，試著讓右手延伸往前去碰觸腳趾，而不可彎曲腰部。

❽ 吐氣，下壓腳背（踮腳），右腿後踢。

❾ 當右手朝空中延伸時，縮臀避免你的背拱起。每邊重複步驟三到四次。

正確動作

注意
- 抬高你的臀部分攤上半身的重量。
- 手臂向外往地面推來維持穩定的肩膀。
- 手臂與腿動作時,試著讓身體保持最小的移動。

避免
- 讓身體重量落在你的手腕和肩膀。
- 行進時向前晃動。向前直踢時保持你的手臂對齊耳朵。

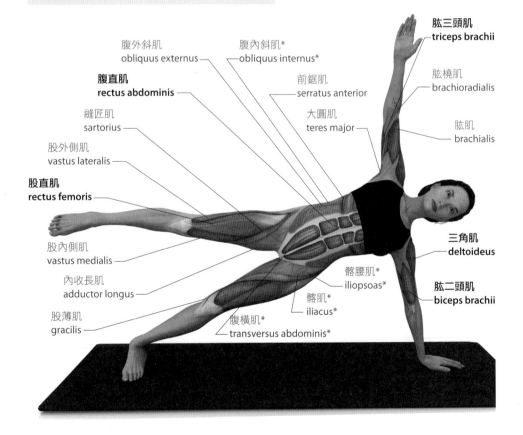

臀中肌* gluteus medius*
臀大肌 gluteus maximus
股外側肌 vastus lateralis
半腱肌 semitendinosus
股二頭肌 biceps femoris
半膜肌 semimembranosus

腹外斜肌
obliquus externus

腹內斜肌*
obliquus internus*

**腹直肌
rectus abdominis**

前鋸肌
serratus anterior

縫匠肌
sartorius

大圓肌
teres major

股外側肌
vastus lateralis

**股直肌
rectus femoris**

股內側肌
vastus medialis

內收長肌
adductor longus

髂腰肌*
iliopsoas*

股薄肌
gracilis

髂肌*
iliacus*

腹橫肌*
transversus abdominis*

**肱三頭肌
triceps brachii**

肱橈肌
brachioradialis

肱肌
brachialis

**三角肌
deltoideus**

**肱二頭肌
biceps brachii**

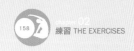
高級 ADVANCED

範例步驟 SAMPLE SEQUENCES

　　這兩組練習步驟整合了初級動作的基礎，與中級到高級所學到的技巧。高級
動作範例僅能在熟練了前兩個單元之後進行，以確保安全、精準與流暢。所選擇的
範例動作提供了本書開頭所列出的六個原則，用來挑戰熟練彼拉提斯的最佳健身步
驟。這兩組範例需要你控制核心，並測試你以正確肌肉為目標的能力，而且能動態

核心精進 I

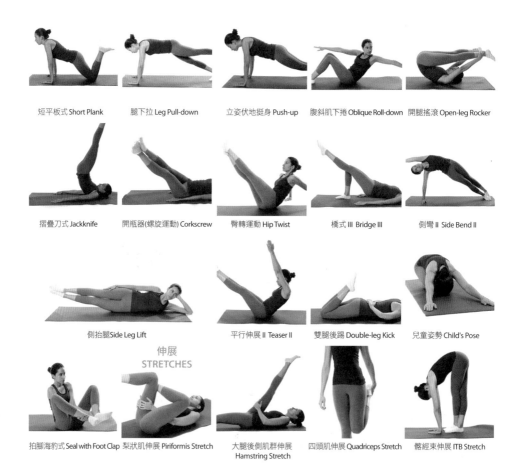

短平板式 Short Plank　　腿下拉 Leg Pull-down　　立姿伏地挺身 Push-up　　腹斜肌下捲 Oblique Roll-down　　開腿搖滾 Open-leg Rocker

摺疊刀式 Jackknife　　開瓶器(螺旋運動) Corkscrew　　臀轉運動 Hip Twist　　橋式 III Bridge III　　側彎 II Side Bend II

側抬腿 Side Leg Lift　　平行伸展 II Teaser II　　雙腿後踢 Double-leg Kick　　兒童姿勢 Child's Pose

伸展
STRETCHES

拍腳海豹式 Seal with Foot Clap　梨狀肌伸展 Piriformis Stretch　　大腿後側肌群伸展 Hamstring Stretch　　四頭肌伸展 Quadriceps Stretch　　髂經束伸展 ITB Stretch

地在運動中使用這些特定肌肉移動。這些練習步驟之所以被列為高級動作，是因為需要大量的精準與控制才能正確地執行。如果在這些範例中你有任何困難或不舒服的情形，在進入高級動作前用一些中級練習動作暖身。在健身練習的最後進行這些伸展，不僅可以讓你的身體冷卻下來，也可以拉長並伸展主要肌肉群。

核心精進 II

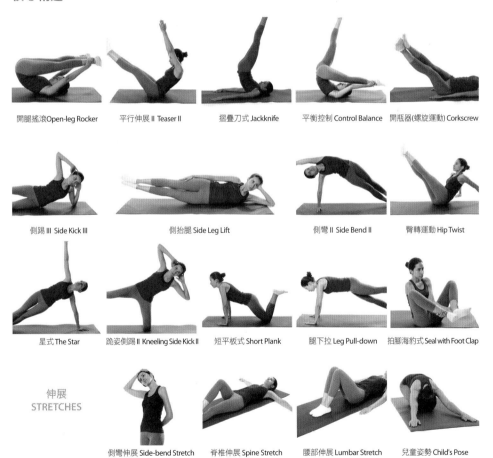

開腿搖滾 Open-leg Rocker　　平行伸展 II Teaser II　　摺疊刀式 Jackknife　　平衡控制 Control Balance　　開瓶器(螺旋運動) Corkscrew

側踢 III Side Kick III　　側抬腿 Side Leg Lift　　側彎 II Side Bend II　　臀轉運動 Hip Twist

星式 The Star　　跪姿側踢 II Kneeling Side Kick II　　短平板式 Short Plank　　腿下拉 Leg Pull-down　　拍腳海豹式 Seal with Foot Clap

伸展
STRETCHES

側彎伸展 Side-bend Stretch　　脊椎伸展 Spine Stretch　　腰部伸展 Lumbar Stretch　　兒童姿勢 Child's Pose

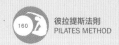
工作人員暨謝辭
CREDITS & ACKNOWLEDGMENTS

謝辭 ACKNOWLEDGMENTS

在此向所有協助我預備此書的人致上感謝：我的丈夫，湯姆（Tom），在周末時保持耐心，和我一同孜孜不倦地考驗這些練習的客戶們。他們的努力與用心使得創造本書成為一個樂趣。希望你喜愛本書如同我把所有內容統整起來一般。

作者與出版社也向那些積極參與本書創造的人獻上感謝：Moseley Road總裁尚・摩爾Sean Moore；編輯／設計艾美・皮爾斯（Amy Pierce）；藝術總監布萊恩・麥克穆勒（Brian MacMullen）；編輯部主任／設計師麗莎・普賽爾（Lisa Purcell）；以及助理編輯喬恩・德瑞高斯基（Jon Derengowski）。

- 所有照片：強納森・康可林／強納森・康可林攝影（Jonathan Conklin /Jonathan Conklin Photography）攝

- 海報插圖由琳達・巴克林（Linda Bucklin）／快門集（Shutterstock）繪製

- 模特兒：莫妮卡・歐涅茲（Monica Ordonez）

- 肌肉解剖圖：除了第18、20、22、23、24、25、26、29、30、41、47、61、70、79、93、99、101、105、109、112、115、121、129、131、133、135、137、139、143、147、149、151、153、157由琳達・巴克林（Linda Bucklin）／快門集（Shutterstock）繪製外其餘皆由赫克托・愛沙（Hector Aiza）／3D Labz Animation India所繪